U0132107

中医师承学堂

冯先波
精细入微辨证讲记

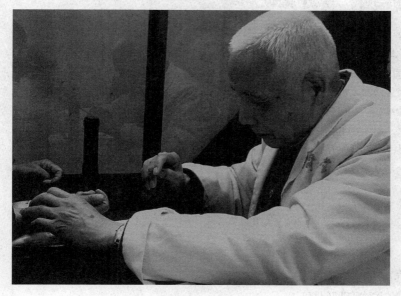

主　编　刘　俊

中国中医药出版社
·北京·

图书在版编目（CIP）数据

冯先波精细入微辨证讲记 / 刘俊主编 .—北京：
中国中医药出版社，2012.12（2023.8 重印）
（中医师承学堂）
ISBN 978-7-5132-1175-8

Ⅰ.①冯…　Ⅱ.①刘…　Ⅲ.①医案—汇编—
中国—现代　Ⅳ.① R249.7

中国版本图书馆 CIP 数据核字（2012）第 233248 号

中国中医药出版社出版

北京经济技术开发区科创十三街 31 号院二区 8 号楼
邮政编码　100176
传真　010-64405721
三河市同力彩印有限公司印刷
各地新华书店经销

开本 880×1230　1/32　印张 6.75　字数 155 千字
2012 年 12 月第 1 版　2023 年 8 月第 3 次印刷
书号　ISBN 978-7-5132-1175-8

定价　35.00 元
网址　www.cptcm.com

社 长 热 线　010-64405510
购 书 热 线　010-89535836
维 权 打 假　010-64405753

微信服务号　zgzyycbs
微商城网址　https://kdt.im/LIdUGr
官 方 微 博　http://e.weibo.com/cptcm
天猫旗舰店网址　https://zgzyycbs.tmall.com

如有印装质量问题请与本社出版部联系（010-64405510）
版权专有　侵权必究

冯先波，字若水，一九三二年出生于河北深州，一九四八年毕业于白求恩医科大学，后在部队从事医疗工作，一九五六年转业至贵州，一九五九年参加全国西医离职学习中医第一期贵州班，结业后即从事中医诊疗和教学工作，著有《中医基础理论知识》和《中医内科鉴别诊断要点》，一九九二年退休于贵阳中医学院。

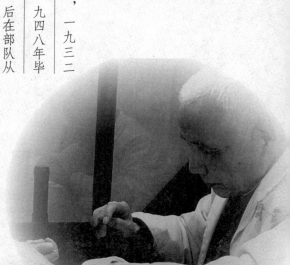

前　言

　　中医药学有比较完整的医学理论体系，长期指导着临床实践，但由于历史条件的限制，后学者很难灵活自如地运用到临床上治疗疾病。特别是当今的学院派，即使基础理论扎实，亦未必能诊察治疗疾病，因为教材知识终究只是典范，而临床上疾病千变万化。中医的生命力在于临床，如何提高医者临床诊疗水平，除了要有扎实的理论基础，更重要的是要学习前辈们的临床经验。因此，对临床上颇有建树的名老中医经验的总结显得尤为重要。

　　吾师冯先波先生，治学严谨，在50多年中医学院任教及临床中，努力对中医学术进行去粗取精，潜心探索。师仲景"勤求古训，博采众方"之论，临证时严遵《内经》"谨守病机，各司其属，有者求之，无者求之"之旨，务求诊断准确，药无虚发，方必有功。

　　吾师在临证上既能博采众长，又善于独立思索，谨遵古训而不泥古的学术思想，大胆创新而不离其宗的治学原则，谨守规矩而取用于巧的大匠风范，是可谓大医之道也。

　　冯师虽年逾古稀，但仍坚持每周四天的门诊，求诊者甚多。余虽亦涉猎医林，自知学术谫陋，对中医学之研究极为肤浅，深感愧疚。一次偶然的机会得与冯师相遇，并有幸跟师侍诊，在冯师细心教导下体会到了中医之精华在于辨证论治，只有辨证准确才能收药到病除的疗效。在这几年的跟师过程中，我学到了大学教科书上所学不到的知识，懂得了如何去辨证论治、遣方用药，并在中国中医药出版社刘观涛编辑的鼓励下，将这几年跟师的部分医案整理成册，并经冯师多次审稿将其出版，旨在能对广大中医同道有所帮助则心满意足矣。

　　本书从整理到付梓，可谓匆匆，加之笔者天赋愚钝，虽有活人济世之心，但终因才疏不敏，所学甚少，所闻不广，论述中的错误在所难免，尚祈诸贤达惠以校正。

刘　俊

2012 年 2 月 20 日

内容提要

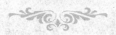

　　本书以临床实用性为原则，收集和整理了名老中医冯先波先生的临床医案，还原了冯先波老中医在临床实践中辨证处方用药的思考过程，既有理论总结，也有特色用药的介绍，十分便于临床医师学习、利用。

　　其内容有冯先波老中医对耳鸣、胸痹、腹泻、皮肤瘙痒等辨证治疗的介绍；有肿瘤、中风等疑难病症的治疗经验；也有对磁石、倒提壶、黄连、板蓝根等药物应用的心得总结。其辨证、立法、处方、用药均突出了冯先波老中医之所长，皆属经验之谈，多有创新之处，对于临床医师多有裨益。

　　本书沿用《疑难病辨证回忆录》所开创的"以病机分章节"的模式，按照"单纯病机（病性、病位）和复杂病机（并列关系、因果关系、主次关系）"的体系进行编排。特别需要说明的是，有些病机虽看似类似，比如，肝火上炎、阳明胃经火盛、胃热津伤，皆大致隶属"脏腑实热"，但我们为让读者分析掌握其不同侧重的病机，在分类的时候也有所侧重。比如，"肝火上炎"侧重讲述"实火"，归入病性篇章；"阳明胃经火盛"侧重讲述"胃经"，归入病位篇章；"胃热津伤"侧重讲述"胃热与津伤的因果关系"，归入"复杂病机"篇章。虽然这三个具体病机都隶属脏腑实热，却分布在三章之中。

正如刘观涛编辑在《疑难病辨证回忆录》的编辑前言中所云：

众所周知，"辨证论治"是中医临床的灵魂，然而，在诸多中医著作（医论、医案）之中，却多见以"病症"分类（如咳嗽、下利、高血压、闭经……）的专著，而少见以"病机"分类（如病性：气虚、实热、寒湿……病位：表证、上热下寒、肝肾阴虚……）的专著。类似现代伤寒大家刘渡舟以"湿证论"、"水证论"、"火证论"、"津液链"……详解湿证、水证、实热（火）证、津液证……清代名医唐宗海以《血证论》详解血证，乃至金代名医李东垣以《脾胃论》详解脾胃证的"病机专著"真是屈指可数、凤毛麟角！

从"病机"入手，能让人掌握辨证论治的精要，可谓"执简驭繁、一通百通"，此为中医的"根本"；从"病症"入手，能让人学习常见疾病的"辨证分型"，从另一种角度掌握辨证论治，亦为中医的"根本"也。从"病机"入手犹如辨证经纬之"经"；从"病症"入手犹如辨证经纬之"纬，"两者相辅相成，均不可偏。然而，当代中医临床家的著作，大多以"病症"分类而较少以"病机"分类，使得辨证论治之"经纬"出现偏颇。

目 录

第一章 病 性

1

第二章 病 位

第三章　复杂病机

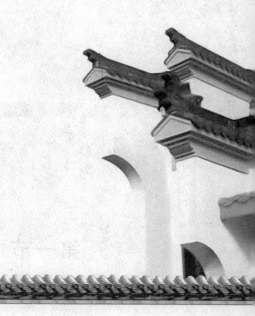

第一章　病　性

◆实证类◆

第一节　实　火

十年耳鸣误为虚，清肝降火显神功

——耳鸣（肝胆火盛）

刘某，男，40岁，2010年6月13日就诊。双侧耳鸣如蝉10余年，曾到某西医院五官科检查，诊为神经性耳鸣，给予调节神经药物和六味地黄丸等药物，未能有效控制，每于饮酒后耳鸣加重。刻下感头胀不清醒，口微干苦，小便色黄，由于多年耳鸣影响正常生活，觉心烦易怒。舌苔薄黄，脉数有力。

【辨证论治】

病性：耳鸣如蝉多年，多属于虚证，然综合头胀，口干苦，小便色黄及心烦易怒，为一派实证、热证表现，再结合苔薄黄、脉数有力则可定为实热证。

病位：肝、胆、脾、胃、肾、肺等脏腑的病理改变都可以导致耳鸣，其中属实证者病位多为肝、胆、肺，结合口干苦、心烦易怒，且每于饮酒后加重，故定位于肝胆。

辨证属肝胆火盛，扰犯耳窍而失聪，治宜清肝降火，通窍聪耳，仿龙胆泻肝汤之意。

处方：龙胆草 10g　黄芩 15g　焦山栀 10g　木通 10g　车前子 20g（包煎）　柴胡 15g　生地 15g　当归 10g　怀牛膝 20g　路路通 20g　石菖蒲 10g　磁石 30g（先煎）　生铁落 30g（先煎）　石决明 20g（先煎）　甘草 10g

嘱服 3 剂，每日 1 剂，忌辛辣、饮酒及肥甘厚味之品。

二诊：诉服药后耳鸣大减，并感觉头脑清醒，精神转佳。视其舌脉如前，再拟原方 3 剂，共服 6 剂而 10 余年之耳鸣治愈。

【本案提示】

病机	肝胆火盛
病症	耳鸣、口干苦、心烦易怒等
方证	龙胆泻肝汤加减
经验用药	路路通、石菖蒲、磁石、生铁落

耳鸣之辨证首分虚实，诚如《景岳全书》提出："耳鸣当辨虚实。凡暴鸣而声大者多实，渐鸣而声细者多虚；少壮热盛者多实，中衰无火者多虚；饮酒厚味素多痰火者多实，质清脉细素多劳倦者多虚。"历代医家多以耳鸣声响及病程长短定虚实，其耳鸣如蝉者（耳中如蚊鸣蝉叫，其声低而远）为虚，其耳鸣如潮者（声洪大如潮涌，或如雷鸣，或如机器声轰响，或如狂风贯耳）为实。然"耳鸣声响"属患者主观感受，其

对疾病耐受程度不同，则症状严重程度的描述也不一，故常可误导医者辨证用药。病程上，亦不可一概而论以长者为虚，短者为实。张仲景在《伤寒论》中提出："观其脉证，知犯何逆，随证治之。"故临床上应结合四诊，明辨病机方能辨证准确。

本例辨证属肝胆火盛上扰清窍，故选用《医方集解》中龙胆泻肝汤。该方临床多用于阴痒、阴肿、小便淋浊、妇女带下之属肝经湿热者，因肝开窍于目，与耳联系密切，故亦用于肝胆实热所致之目赤、耳鸣等。本例即用以清泻肝胆实火治耳鸣。然九窍以通为用，治疗时需佐以通窍活络之品方能事半功倍。冯师临证常加路路通、石菖蒲以通清窍。路路通行气活血，化瘀通经；石菖蒲辛温芳香，《神农本草经》谓有"通九窍，明耳目，出音声"，故取二药开窍利耳之功。此外，冯师亦常加用磁石、生铁落。磁石者，取《备急千金要方》磁朱丸之意，磁朱丸是古代名方，特别在平肝潜阳，养肾益阴，通耳明目方面有其独到之处。《本草纲目》谓磁石："治肾家诸病，而通耳明目"，今用于治疗耳鸣，疗效显著。生铁落者，现代医学研究其对神经性耳鸣有治疗作用，故冯师取而用之。辨证加专药治疗耳鸣，临床每每取效。

推之方药，亦可选用当归龙荟汤、泻青丸之类；或《杂病源流犀烛》聪耳芦荟丸（龙胆草、芦荟、黄芩、青黛、当归、熟地、柴胡、青皮、木香、天南星、麝香）、《银海精微》龙胆饮（龙胆草、栀子仁、防风、茵陈、川芎、玄参、荆芥穗、菊花、楮实子）、《张氏医通》龙胆饮（龙胆草、淡竹叶、黄芩、木通、车前子、焦栀子、黄连、玄参、大黄、芒硝、黄柏、犀角）等加减，其总原则不离清肝降火。

耳鸣之作，多与肝肾两脏的功能失调有关。其肝者，《素问·脏气法时论》亦云："肝病者……气逆则头痛，耳聋不聪，颊肿。"《医宗金鉴·删补名医方论》云："胁痛口苦，耳聋耳肿，乃胆经之病也……乃肝经之病也。"《杂病源流犀烛》卷二十三云："肝胆火盛，耳内蝉鸣，渐致耳聋。"足少阳胆经循耳后，其支从耳后入耳中，出走耳前。肝胆互为表里，胆经循耳，肝之络脉亦络于耳，因此正常情况下肝胆之气是上通于耳的，若其功能失调常可引起耳部疾病。肝为阳刚之脏，若肝失疏泄而致气郁、食郁、痰郁，郁而化火，或素体阳盛，或为感受热邪，导致阳热亢于上，则肝气易于郁结，肝郁日久可化火，火性炎上，所以肝火容易循经上炎，干扰耳窍的功能，导致耳鸣。肝火亢盛，临床表现除耳鸣如潮外，常伴有头晕目眩，口苦咽干，面红目赤，急躁易怒，胸胁苦满，少寐多梦，大便秘结，小便短赤，多在情志抑郁或恼怒或饮酒之后加重。

其肾者，《灵枢·海论》云："髓海不足，则脑转耳鸣。"《灵枢·口问》云："上气不足，脑为之不满，耳为之苦鸣。"《医林绳墨·耳》说："耳属足少阴肾经……肾气虚败则耳聋，肾气不足则耳鸣。"耳为肾之外窍，为十二宗脉所灌注，内通于脑。肾藏精而主髓，脑为髓之海，肾精充沛，髓海得濡，则听力正常；肾精耗损，髓海空虚，则发为耳鸣耳聋。肾虚之耳鸣，临床除见耳鸣声低如蚊蝉鸣叫外，常伴有眩晕、腰膝酸软、体倦乏力、耳聋或听力减退、夜尿频、舌质红苔少、脉细弱等症，多在劳累、行房后加重。

该患者临床易误诊为肝肾阴虚火旺型，因长期耳鸣，声响如蝉，且口干苦，心烦等符合此证型，不由选用知柏地黄丸治之。但阴虚火旺多有低热或五心烦热、腰酸胁痛、遗精等，再结合舌脉则知非肝肾阴虚，且前医已运用六味地黄丸治疗乏效。

世人见耳鸣多以肾虚论之，动则耳聋左慈丸、六味地黄丸，殊不知属肝胆火盛之实证亦常有之。若抛离中医辨证论治，冠以肾虚而论，或不分青红皂白，皆以滋补之方治之，不但不能取效，甚至还会延误病情，增加患者痛苦。

临床上亦有因气血亏虚或脾胃虚弱、气血生化不足引起耳鸣者，特别以女性多见，但此类患者耳鸣常不是主症，多数患者以月经量多或饮食减退等为主症，耳鸣仅为伴随症状，故在此不详细论述。

肝脉上行入目系，眼红肿痛当寻肝

——天行赤眼（肝火上炎）

> 陈某，男，40 岁，2010 年 3 月 9 日就诊。一周来目睛赤痛、刺痒，眼睑肿胀，曾就诊西医院眼科，诊断为春季结膜炎，予滴眼液、输液等治疗 3 天症状无明显缓解。经邻居介绍前来求治。就诊时患者除上述症状外，感眼内灼热胀痛，有异物感，畏光流泪，视物模糊，早晨起床时目眵较多（黏液性分泌物），伴口苦，口干思冷饮，脘胁闷胀，不欲饮食，小便短赤，舌红苔黄，脉象弦数有力。

【辨证论治】

病性： 古人有"目不因火则不病"之言，患者目赤肿痛、眼内灼热感、口苦、口干思冷饮、小便短赤为热证表现；然临床中亦有阴虚火旺而见上述表现者，但结合苔黄，脉象弦数有力则非阴虚表现，故其病性为实热证。

病位： 中医眼部有"五轮"学说，其分属于五脏，故五脏的病理改变常可以导致眼部疾患。就其目赤肿痛而言，多属肝、肺、肾三脏病变。经云："肝气通于目，肝和则目能辨五色矣"，"肝脉上行入目系"。结合患者口干苦、脘胁闷胀、脉象弦数有力，故定位于肝经。

辨证属肝经火盛，火热上冲，治宜清肝降火明目，拟龙胆泻肝汤化裁。

处方：龙胆草 10g　黄芩 15g　焦山栀 10g　木通 10g　车前子 20g（包煎）　柴胡 15g　生地 15g　泽泻 20g　怀牛膝 15g　木贼草 10g　决明子 20g　密蒙花 10g　谷精草 15g　丹皮 15g　大青叶 20g　甘草 10g

嘱服 3 剂，每日 1 剂，忌辛辣、饮酒及肥甘厚味之品，同时考虑其有传染性，嘱患者单独使用毛巾等生活用品，并注意消毒。

二诊：上方服 3 剂，双目灼热胀痛、异物感、白睛红赤等症状大为减轻，目眵减少，伴随症状改善，饮食增加，小便黄，舌质红、苔薄黄，脉微数。药后症减，前方加减继进。

处方：龙胆草 10g　黄芩 10g　焦山栀 10g　木通 5g　车前子 20g（包煎）　柴胡 15g　生地 15g　泽泻 20g　怀牛膝 15g　木贼草 10g　决明子 20g　密蒙花 10g　谷精草 15g　甘草 10g

继服 3 剂后，患者症状消失。

【本案提示】

病机	肝火上炎
病症	目赤肿痛、眼内灼热感、口干苦等
方证	龙胆泻肝汤加减
经验用药	木贼草、决明子、密蒙花、谷精草

本例辨证属肝经火盛，火热上冲于目，故选用《医方集解》中龙胆泻肝汤。龙胆泻肝汤为泻肝胆实火的著名方剂，方中龙胆草大苦大寒，能泻肝经实火；黄芩、山栀助龙胆草以清热；木通、车前子、泽泻引湿热从小便出；肝胆火旺必耗阴液，泻邪必兼顾正，使邪去而不伤正，故用当归、生地养肝

血；甘草和中气，肝胆属木，性喜条达，邪止抑郁则木不舒，故用柴胡疏肝胆之气；因天行赤热，夹肝经实火，循经上冲眼目，故用龙胆泻肝汤泻肝经实热实属对证之方。

在经验用药上，冯师常常加用密蒙花、木贼草、决明子、谷精草四药。其中密蒙花有清热凉肝、退翳明目、养肝明目之功效，能去目中赤脉。《开宝本草》谓其"主青盲肤翳，赤涩多眵泪，消目中赤脉。"《外科证治全生集》强调"目中赤脉，加密蒙花。"其与木贼草、决明子、谷精草共为眼科常用药，不但能清肝明目退翳，又可引药上行，直攻病穴。

推之方药，亦可选用当归龙荟汤、泻青丸之类；或《中医眼科临床实践》双解汤（龙胆草、黄芩、桑叶、荆芥、防风、枳壳、蒲公英、天花粉、金银花、甘草）、《银海精微》龙胆饮（龙胆草、栀子仁、防风、茵陈、川芎、玄参、荆芥穗、菊花、楮实子）等加减，其总原则不离清肝降火。

目赤肿痛临床常有之，因眼乃至上之窍，居体表，暴露于外，且"伤于风者，上先受之"，故最易受风热之邪侵袭，上攻于目，则发为本病。经云："目为肝之外候。"且本病从肝经论治，历代亦多有阐述，《灵枢·经脉》谓"足厥阴肝经……连目系，上出额。"《诸病源候论·目病诸候》言："凡人肝气通于目，言肝气有热，热冲于目，故令赤痛。"目为肝之外窍，火热之邪侵袭肝经，肝热化火则上奔眼窍，故冯师多从肝经论治。

本证型临床易误诊为肝肾阴虚、虚火上炎之眼疾，而选用杞菊地黄汤。然此型为肝肾阴虚，肾阴亏于下，肝阳亢于上，阴虚火旺，虚火灼津，津亏液少，故无显著赤肿而自觉干涩不适、视力下降为主要特征，可伴有畏光、腰膝酸软、脉细等，治疗予补益肝肾、滋阴降火之法，不能与本例患者肝经实火等同视之。

口臭乃为胃中热，清胃泄热佐芳香

——口臭（胃火壅盛）

江某，男，35 岁。于 2010 年 9 月 15 日初诊。自诉口臭近 1 年，自己及家人均闻及口臭，以至每次出行均带口罩，就诊口腔科检查无明显异常。自服黄连上清丸后暂可缓解，但时隔不久则口臭如前。近日来不仅口臭，而且觉口中黏着不爽故寻求中医诊治。四诊见：口苦，自觉面颊发热，刷牙时牙龈经常出血，小便色黄，舌红，苔薄、黄白相间，脉可。

【辨证论治】

病性：清代吴谦《医宗金鉴·口舌证治》曰："口出气臭，则为胃热。"患者口臭、口苦、牙龈出血、溲黄及舌象均为热邪致病的特点。中医认为火热为阳邪，其性炎上，因此脏腑之热上冲则发为口臭，故《素问·至真要大论》言："诸逆冲上，皆属于火。"综合分析其病性为火热之邪致病。

病位：诚如清代名医吴谦所认为的，口臭为胃热，从经络循行来看，足阳明胃经入上齿。若胃火炽盛，火邪循经上炎可引起口臭、牙龈出血及面颊发热等经脉所过之处的病症，因此其病位主要在胃。

辨证属胃热火盛，上蒸于口。治宜清泻胃热，芳香化浊，拟玉女煎加味。

处方：熟地 20g　玄参 20g　麦冬 15g　生石膏 50g（先

煎）　知母 15g　怀牛膝 15g　黄连 10g　焦栀子 10g　芦根 30g　竹茹 10g　木通 10g　竹叶 10g　藿香 10g　佩兰 10g　甘草 10g

嘱服 3 剂，每日 1 剂，忌辛辣、饮酒及肥甘厚味之品。

二诊：上药 3 服后自觉口臭、口苦、面颊发热略有减轻，今晨刷牙时牙龈未再出血。效不更方，仍守前方，续服 5 剂，诸症痊愈。嘱平日多进食新鲜蔬菜、水果，保持大便的通畅。避免过量食用辛辣、饮酒和膏粱厚味之品。随访至今未复发。

【本案提示】

病机	胃火壅盛
病症	口臭、口苦、面颊发热、牙龈出血、小便色黄、舌红等
方证	玉女煎加味
经验用药	黄连、芦根、藿香、佩兰

口臭主要为口中出气臭秽，常为他人闻及亦可自觉。口臭的发生除与口腔卫生有密切关系外，多因脏腑积热所致。隋代巢元方《诸病源候论·唇口病诸候·口臭候》云："口臭，由五脏六腑不调，气上胸膈。然腑脏气臊腐不同，蕴积胸膈之间，而生于热，冲发于口，故令臭也。"故临床上多从里热来辨证治疗口臭，效果满意。

而与口臭相关的脏腑里热，主要责之于胃，清·沈金鳌《杂病源流犀烛·口齿唇舌病源流》亦说："口臭者，胃热也……口臭一症，乃热气蕴积胸膈之间，夹热而冲发于口也。"胃主受纳，为水谷之海，水谷入胃，经胃的腐熟通降，使糟粕下行排出体外，或胃热偏盛，或邪热犯胃，或过食肥甘厚味辛热之品等，均可导致胃热壅盛，耗伤津液，津失输布，浊气不降，上逆于口则发生口臭。而且胃火之臭，其气浊秽，常兼口热口苦及黏着不爽的感觉。因此治宜清泻胃热为主，而佐以芳香化浊，方选玉女煎加味。

在经验用药上，加黄连，归胃经，清脏腑实热广泛，尤以清泻胃热见长；芦根不仅能清泄胃中实热，还能生胃中之津。《新修本草》言："疗呃逆不下食，胃中热，伤寒患者弥良。"其藿香、佩兰者，为冯师治疗口中疾患常用对药，口内臭气熏人，此二药取其芳香化浊之效，临床用之不仅能芳化臭秽之气，尚能芳香醒脾，促进脾胃之运化。

推之方药，亦可选用泻心汤、《脾胃论》清胃散（生地、当归、丹皮、黄连、升麻）等加减，其总原则不离清泻胃火。

口臭的治疗，关键在于"热"。热有实热（如胃热壅盛型、脾胃积热型、痰热壅肺型、心脾积热型）、虚热（如肾虚火旺型）之分。热盛则肉腐，浊气内生，出气于口，正如清·罗国纲《罗氏会约医镜·杂证·论口病》说："凡口臭，有胃火，亦有脾弱不能化食，而作馊腐之气者，宜调补心脾。若专用凉药，反生他病。"故临床治疗口臭应辨证论治，以求治病求本。

临床亦常见有口臭因肾阴亏虚、虚阳上越引起，对于此类证型则不可用大队苦寒泄热之品，治宜补肾泻火，引火归原，方可选用金匮肾气丸或封髓丹等。

膏粱厚味皆火毒，足生粉刺与疔疮

——肺风粉刺（肺胃火毒）

> 张某，男，22岁，2010年9月10日初诊。患者两颊、额部、鼻两侧及背部可见红粟样痤疮，可挤出乳白色样物质，伴有脓疱及小黑点结节损害，面部出油较多，反复发作半年余。近日来进食火锅及烧烤较多，新的皮疹不断增多，并向肩背部发展，时有瘙痒，按之疼痛难忍，曾内服、外用多种西药，效果不明显。口干，大便干结恶臭，4~5日一行，舌尖质红，苔薄白，脉可。

【辨证论治】

病性：面部及背部红粟样痤疮，进食火锅及烧烤等辛热食品后明显，口干，便结为火热证表现；脓疱者为热毒郁久不得宣泄，熏蒸皮肤所致。乃风热之邪郁久或脏腑气血郁滞化热生毒，热毒炽盛，而为火毒证。

病位：肺在五脏中位置最高，称为"华盖"，肺在体又合皮毛，而痤疮好发于面部皮肤，在人体较高的位置，故痤疮之症需从肺而治。又胃主受纳，腐熟水谷，进食火锅、烧烤及膏粱厚味等辛热之品，郁滞日久生热，阳明腑实热盛则大便秘结，热浊之气上熏，客于面部肌肤，发为痤疮。故综合分析其病位在肺胃。

辨证属肺胃火毒，上蒸面部，治宜清热解毒，兼以通腑泻火。方用黄连解毒汤和白虎汤加减。

13

处方：黄连 10g　黄芩 15g　盐黄柏 20g　丹皮 15g　紫草 15g　木通 10g　白鲜皮 15g　地肤子 20g　生石膏 50g（先煎）　知母 15g　生大黄 10g（后下）　马齿苋 30g　红藤 30g　蚤休 15g　甘草 10g

嘱服 5 剂，每日 1 剂，忌辛辣上火之品。

二诊： 药后大便得通，日 2~3 次，顿觉舒畅，面背部痤疮无新长出者，疼痛明显减轻，此为火邪作祟，大队苦寒之品直捣病穴，实乃对证之方，故疗效明显。前方加减继服，须时日耳。

处方：黄连 10g　黄芩 15g　盐柏 20g　丹皮 15g　紫草 15g　木通 10g　白鲜皮 15g　地肤子 20g　生石膏 50g（先煎）　知母 15g　生大黄 5g（后下）　天冬 20g　红藤 30g　蚤休 15g　夏枯草 15g　野菊花 20g　甘草 10g

上方服用 15 余剂，痤疮消退。

【本案提示】

病机	肺胃火毒
病症	面部及背部红粟样痤疮、口干、便结等
方证	黄连解毒汤和白虎汤加减
经验用药	生大黄、白鲜皮、地肤子、红藤、蚤休

早在《内经》中，对痤疮的形成就已有详细的论述，如《素问·生气通天论》记载："汗出见湿，乃生痤痱。高粱之变，足生大丁，受如持虚。劳汗当风，寒薄为皶，郁乃痤。"《诸病源候论·面体病诸侯·面疱候》中说："面疱者，谓面上有风热气生疱，头如米大，亦如谷大，白色者是也。"《外科启云》："肺气不清，受风而生，或冷水洗面，热血凝结而成。"《外科正宗·肺风粉刺酒渣鼻第八十一》中说："粉刺属

肺,渣鼻属脾,总皆血热郁滞不散。"再到清·《医宗金鉴·外科心法要诀·肺风粉刺》说:"此证由肺经血热而成。每发于面鼻,起碎疙瘩,形如黍屑,色赤肿痛,破出白粉汁,日久皆成白屑,形如黍米白屑。"

综历代医家论述,多认为本病主要病位在肺,主要致病因素为热(火)毒之邪,肺为娇脏,不耐寒热,易被邪侵。然冯师认为,此症病位除肺外,尚可由胃热引起,年轻人及南方嗜食辛辣、油腻之品的人,阳明腑实热盛,热浊上熏,化生热毒,郁阻肌肤可发病。故治疗当以清热解毒,通腑泄热为在主。方用清三焦火毒证之黄连解毒汤及清胃腑实热之白虎汤加减。

然阳明腑实,非大黄不能收其功,临床上有些患者尽管没有便秘,冯师亦常加少量生大黄,谓其有很好的泄热的作用,引邪外出,往往大便一泻,患者顿觉舒畅。白鲜皮、地肤子、红藤、蚤休乃取其清热解毒之效,前二味兼有止痒功效,后二味加强清热泻火之力。蚤休者,《滇南本草》谓"消诸疮、无名肿毒",临床用之确有较好清热解毒消疮功效。此外,冯师亦常加用天冬。冯师认为本病多为年轻患病,多有相火偏旺表现,用天冬既可清过旺之相火,又可防苦寒燥湿之品伤阴。

推之方药,亦可选用《医宗金鉴》五味消毒饮(金银花、野菊花、蒲公英、紫花地丁、紫背天葵)或广州中医药大学禤国维教授的消痤汤(女贞子、旱莲草、知母、黄柏、鱼腥草、蒲公英、连翘、生地黄、丹参、甘草)之类加减,其总原则不离清热泻火。

此外,临床上此症易误诊为阴虚火旺证而以知柏地黄丸治之,然阴虚火旺多兼有五心烦热、腰膝酸、颧红、舌红少苔、脉细数等表现,医者不可不察。知柏地黄丸虽亦有清热之品,但终究以滋阴为主,非火毒实证适宜。

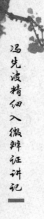

第二节　湿　热

鼻渊脓涕属湿热，清肝利胆湿热消

——鼻渊（肝胆湿热）

> 陈某，男，20岁，2010年6月18日就诊。鼻流浊涕，色黄腥臭2月余。2月前偶感风寒，始见喷嚏，鼻流清涕，未及时治疗，渐致鼻流浊涕，色黄腥臭，嗅觉减退，经用抗生素等药物治疗，效果不佳。查体：鼻黏膜充血红肿，鼻腔内有大量脓性分泌物，前额部有压痛，曾做X线片示：双上颌窦密度增加。现症见：鼻流黄涕，黏稠量多，鼻塞，张口呼吸，嗅觉减退，食不知味，头闷痛，以面颊部为甚。舌红，苔黄腻，脉偏数。

【辨证论治】

病性：鼻流浊涕，色黄腥臭，为热证表现；此外黏稠量多，食不知味，头闷痛为湿邪致病特点；再结合舌红，苔黄腻，脉偏数则可定为湿热证。

病位：《素问·气厥论》云："胆移热于脑，则辛頞鼻渊。鼻渊者，浊涕下不止也。"指出鼻渊的病因病机为胆腑郁热，循经移脑。且足少阳胆经循行于面颊部，而肝胆互为表里，经气相通，故病位在肝胆。

辨证属肝胆湿热，移脑犯鼻。治宜清肝降火佐以通窍，仿龙胆泻肝汤之意。

处方：苍耳子 10g　辛夷花 10g（包）　龙胆草 10g　黄芩 10g　焦山栀 10g　木通 10g　车前子 20g（包煎）　柴胡 15g　生地 20g　当归 10g　猪苓 15g　泽泻 20g　怀牛膝 15g　白芷 15g　露蜂房 10g　甘草 10g

嘱服 5 剂，每日 1 剂，忌辛辣、饮酒及肥甘厚味之品。

二诊：患者诉头昏、鼻塞已明显好转，脓涕减少，局部检查鼻黏膜淡红，下鼻甲肿大，鼻底见有少许分泌物，苔薄黄，脉可，上方初见成效，继用原方 5 剂。

三诊：患者头昏、鼻塞已完全消失，无鼻涕，局部检查鼻黏膜色泽正常，不充血，鼻腔无分泌物，继以调理之方巩固。

【本案提示】

病机	肝胆湿热
病症	鼻流浊涕、黏稠量多、色黄腥臭、食不知味、头闷痛等
方证	龙胆泻肝汤加减
经验用药	苍耳子、辛夷花、白芷、露蜂房

本例患者鼻流浊涕，色黄腥臭，故从鼻渊论治，《景岳全书·杂证谟·鼻证》所述之"时流浊涕，而多臭气者，谓之鼻渊。"《医学心悟·卷四》所说："若鼻中常出浊涕，源源不断者，名曰鼻渊。"《中国医学大辞典》"鼻渊"条谓："此证鼻中常流浊涕，久则但流黄浊之物，如脓如髓，腥臭难闻，及嗅觉减退症状。"突出其脓涕常流，嗅觉减退等特征。冯师治疗本病，多从肝胆湿热论治，盖《医宗金鉴·卷六十五》说："此证内因胆经之热，移于脑髓，外因风寒凝郁，火邪而成……"《幼幼集成·卷四》说："鼻渊者，流涕腥臭，此胆热移于脑，又名脑崩。"肝胆湿热循经上犯，移热于脑，伤及

鼻窦，燔灼气血，腐灼肌膜，热炼津液或迫津下渗而致病。

本患者临床表现为一派肝胆湿热症状，当然临床上诸症不必悉具，当抓住主要代表症状即可。冯师治疗鼻渊肝胆湿热型惯用龙胆泻肝汤，龙胆泻肝汤诸药协同，使火降热清，湿浊得消，循经所发诸症，皆可相应而愈。虽苦寒难于进服，但其清热祛湿之力宏，取效快捷也。

此外，常在辨证方中加苍耳子、辛夷花、白芷、露蜂房四味，《本草纲目》谓辛夷乃"鼻渊、鼻鼽、鼻窒、鼻疮及痘后鼻疮"。古人认为苍耳"治鼻渊鼻瘘，断不可缺，能使清阳之气上行巅顶也"。诸窍以通为用，二药不仅能通鼻窍，且有引药入病所的功效。白芷不仅活血排脓，且有通鼻窍作用。其次，冯师常用露蜂房，此药古代谓其治鼻渊者甚少，冯师用此药乃考虑蜂房百孔状，类似人之鼻窍，取类比象而用之，临床应用得心应手。

推之方药，亦可选用当归龙荟汤、泻青丸之类，或熊大经教授治疗鼻渊经验方（黄芩、柴胡、川芎、白芷、枳壳、瓜蒌、藿香）加减治疗等，其总原则不离清热利湿，芳香通窍。

临床上常见外感而鼻塞流涕者，初期为清涕，日久化热可见浊涕，常易与鼻渊混淆。外感之鼻塞流涕中医谓"鼻鼽"，病机为外感风寒，邪气侵袭鼻窍而至，日久化热则鼻涕由清转黄或黄绿色，治宜解表宣肺通窍。冯师常用自拟方：苍耳子、辛夷花、薄荷、荆芥、防风、桔梗、丹皮、细辛、鹅不食草、露蜂房、黄芩、野菊花、蒲公英、甘草等据症加减，常获桴鼓之效。

邪搏诸阳乃汗出，辨清病性是关键

——头汗（肝胆湿热）

孙某，男，40 岁，2010 年 6 月 6 日就诊。患者自 2 月前自觉面部烘热，大汗淋漓，尤其以上半身及头面部汗出较甚，晚上睡眠中头颈、胸腹汗出淋漓，湿透内衣裤及床单，汗出色黄染衣。白天汗出更加明显，特别在进食、饮酒时即左腕系条毛巾，不停擦汗，吃一顿饭内衣就被汗液浸湿，痛苦异常，影响正常的生活和工作。曾在某西医院多方检查未找出原因，服谷维素、654-Ⅱ 片及虚汗停等中西药无效而就诊。诊见：情绪急躁，口苦口干，夜寐不安，舌偏红、苔薄黄微腻，脉象有力。

【辨证论治】

病性：头面部烘热汗出，口苦口干，舌红苔黄，为热象表现；汗出甚多，汗出色黄染衣，苔腻为湿热表现，进食、饮酒助热助湿，故出汗明显。《素问·阴阳别论》云："阳加于阴谓之汗。"湿热之邪蒸腾津液则汗从膝理出，再综合脉为实证脉象，定其病性，湿热为患。

病位：肝胆互为表里，胆经循头两侧，肝经上达巅顶，若饮食不节或外感湿邪，郁久化热，则易循肝胆之经上行于头部，熏津外泄而汗出。故病位定为肝胆之经。

辨证属肝胆湿热内蕴，逼津外泄。治宜清肝泄胆，清热利湿兼以止汗，拟龙胆泻肝汤加减。

处方：龙胆草 10g　黄芩 10g　焦山栀 10g　木通 10g　车前草 30g　柴胡 10g　猪苓 15g　泽泻 20g　生地 20g　茵陈 20g　煅龙骨 20g（先煎）　煅牡蛎 20g（先煎）　倒提壶 15g　甘草 10g

嘱服 5 剂，每日 1 剂，忌辛辣、饮酒及肥甘厚味之品。

二诊：药后夜间汗出明显减少，但进食时汗出仍然较多，口干、口苦减轻，舌脉同前。药后症减，继用前方合生脉散 5 剂，药后汗出明显减少。情绪急躁改善，已无口苦口干，夜能安寐，患者谓药苦难服，故改用龙胆泻肝丸继服巩固疗效。

【本案提示】

病机	肝胆二经湿热上蒸
病症	头部烘热汗出、色黄、情绪急躁、进食或饮酒为甚等
方证	龙胆泻肝汤加减，龙胆泻肝汤合生脉散
经验用药	煅龙骨、煅牡蛎、倒提壶

头汗症，是指仅头面部或者头颈部出汗较多，而身体无汗或少汗的病症。头汗症，早在张仲景在《伤寒杂病论》中就有详细论述。金代成无己在《伤寒明理论·头汗》中谓："头者，诸阳之会也，邪搏诸阳，津液上凑，则汗见于头也。"《吴中医集》所言："头汗，别处无汗，热不得外越，但上蒸也。或因黄郁未发，或因湿家误下，或因水结胸蒸，或因火劫热迫，或因阳明蓄血，或因热入血室。"后世医家对头汗症亦多有补充，使头汗症的病因病机及辨证论治日趋完善。

患者头面部烘热汗出，汗出甚多，汗出色黄染衣，口苦口干，舌红苔黄腻，特别在进食、饮酒助热助湿，故出汗明显，这些症状及体征综合一起均能用湿热证解释，再结合情志急躁、口苦为肝胆病特点，自然联想肝胆之经脉循行于头部。冯师临证对肝胆湿热型，惯用龙胆泻肝汤，临床确收桴鼓之效。

冯师认为，"汗为心之液"，汗液过多流失，则伤津耗气，故常在辨证方中加用生脉散补气滋阴，且方中五味子有益气生津、收敛固涩止汗之功效，一药二用。此外，常在辨证方中加煅龙骨、煅牡蛎、倒提壶三味。煅龙牡收敛固涩，有较好的止汗作用。倒提壶为贵州中草药，民间皆用之止汗，特别是小孩多汗症，冯师治疗汗证多用之，常收良效。

推之方药，亦可选用当归龙荟汤、泻青丸之类，《银海精微》龙胆饮（龙胆草、栀子仁、防风、茵陈、川芎、玄参、荆芥穗、菊花、楮实子）等加减，其总原则不离清肝利湿。

临床上，本证型容易误诊为阴虚火旺型，特别是对于夜间亦有汗出者，动辄使用当归六黄汤或知柏地黄汤，然方中虽有清热之品，但主要以滋阴为主，方中生熟地过于滋腻，对于湿热之证不仅曾加湿邪，更有碍脾土之运化。

阴中有物漂流下，绵绵不断湿热缠

——带下（湿热带下）

王某，女，35 岁，2008 年 7 月 2 日来诊。自诉白带量多，连绵不断，质黏稠，色黄泛腥味，伴腰软酸痛及下腹双侧附件区隐痛。两年前曾在某西医院诊断为慢性盆腔炎，经输液治疗，症状有所缓解，但时作时休。近期由于工作变动，加班劳累致症状有所加重，且小腹坠胀，用抗生素治疗后不见好转，遂转求中医治疗。问其月经如何，患者称尚可。察其舌脉：舌红苔薄，脉细濡。

【辨证论治】

病性：由白带量多、质黏稠、色黄泛腥味、舌红苔薄可知，该患者症状应属实热证。但考虑该病持续两年之久，反复不休，久病必虚；另从腰软酸痛、下腹附件区隐痛和脉象细濡来看，辨证当属实中夹虚证。

病位：带脉为约束腰下诸脉之枢纽，如其失约，乃致任脉不固，湿热易侵入并蕴积于内，引发带下。由此可见，任、带两脉为该病病位。另因患者病程较长，兼有腰软酸痛，水湿之邪下注腰府，致使肾气亏虚。故治疗此病时当顾及肾脏。

辨证属湿热下注，肾气亏虚所致带下，然当前湿热昌盛，法当先清热祛湿，后再兼顾补肾。故拟四妙丸加减。

处方：盐黄柏 20g　苍术 15g　怀牛膝 15g　车前子 20g（包煎）　木通 10g　红藤 30g　薏苡仁 30g　猪苓 15g　泽

泻 20g　乌贼骨 15g　黄芩 15g　萆薢 30g　土茯苓 50g　台乌 10g

嘱服 5 剂，每日 1 剂，并嘱其忌食辛辣、生冷之品。同时治疗期间避免同房，注意会阴清洁。

二诊：患者自诉服药后，白带明显减少，腥臭味已渐无，唯有腰部及两附件仍隐痛时作。湿热虽已渐去，但肾气未复，遂加菟丝子 15g，川断 20g，再进 5 剂以观后效。

三诊：服完 5 剂后，患者来诊，告知 5 剂后腰腹痛症状消失，白带已基本正常。嘱其注意休息，避免劳累，原方续服 3 剂以巩固疗效。

【本案提示】

病机	湿热下注
病症	白带量多、色黄有味、脉濡细等
方证	四妙丸加减
经验用药	土茯苓、乌贼骨、萆薢、红藤

带下病首见于《素问·骨空论》："任脉为病，男子内结七疝，女子带下瘕聚。"古人之带下病较为广义，而今人所谓之带下如《女科证治约旨》所述："阴中有物淋漓下降，绵绵不断，即所谓带下也。"《傅青主女科》又云："夫带下俱是湿证，而以带名者，因带脉不能约束而有此病。"湿为带下的有形之阴邪，其性重浊濡滞，困阻气机，故带下病多为湿邪所致。本病中，该患者白带量多，质黏稠，色黄有异味，从中医角度是由湿热之邪引起的。刘完素在《素问玄机原病式·附带下》云："故下部任脉湿热甚者，津液涌溢，而为带下也。"《傅青主女科》有云："妇人忧思伤脾，又加郁怒伤肝……致

湿热之气蕴于带脉之间。"足见历代医家对湿热为带下病主要致病因素的推崇。冯师在抓住病因后选用四妙丸为主方加减治疗湿热带下。

四妙丸一方出自《成方便读》，由黄柏、苍术、牛膝、薏苡仁四味药组成，主治湿热下注所致的下肢麻痿肿痛等诸症，是冯师治疗妇科湿热带下病的常用方。在此基础上，冯师喜用大剂量的土茯苓祛湿泄浊，并伍以大队清热祛湿的药，诸如猪苓、泽泻、黄芩、红藤、萆薢、车前子、木通等，加强祛湿之力，治湿以利小便，湿邪自有出路。除此之外，冯师在治疗此类疾病时亦擅用乌贼骨和乌药。乌贼骨善于收敛燥湿止带，乌药善于行气散寒止痛，二药为伍，气行助湿行，湿祛则带止。本案中患者伴有腰软酸痛及下腹双侧附件疼痛，遇劳则发。此与湿恋下焦有关，伤及腰府，故复诊中加以菟丝子、川断填补肝肾，肾气得复，腰痛自止。由此观之，医家辨明病因，理法方药，此类病均可完战收功。

湿热带下是妇科临床常见病，自古以来历代医家对本病亦多有研究。除四妙丸外，《傅青主女科》亦主张用易黄汤治疗此病，易黄汤主要由山药（炒）、芡实（炒）、黄柏（盐水炒）、车前子（酒炒）、白果构成。历代医家对其评价甚高："盖山药、芡实专补任脉之虚，又能利水，加白果引入任脉之中，更为便捷，所以奏功之速也。至于用黄柏，清肾中之火也，肾与任脉相通以相济，解肾中之火，即解任脉之热矣。"由此看来，易黄汤与四妙丸治疗此类疾病有异曲同工之妙，根据病情可作加减使用。另《傅青主女科》中亦有带下五白汤可选用治疗，不加详述。

冯师认为，在湿热早期，不可过用收涩之药止带，虽可暂止一时之带，但邪无出路则后患无穷。应用止带药宜在清热祛湿为主的方药中加用，才能标本兼治，达到"治本"的目的。

第三节　血　瘀

不通则痛瘀为因，通经活血痛经疗

——痛经（瘀血阻滞胞宫）

> 侯某，女，20 岁，学生。于 2010 年 3 月 21 日初诊。患者自 13 岁月经初潮即痛经，经期小腹绞痛，经色暗红、量少、夹有血块。痛甚伴面色苍白，自汗出，恶心欲吐，畏寒肢冷，腰酸。妇科及 B 超检查未见生殖器异常。每次行经都不能上课，只有口服止痛药方能坚持。月经周期 28~30 天，经行 5~6 天，现为月经第二天，白带正常。察舌质淡苔白，脉沉无力。

【辨证论治】

病性：疼痛有虚实之分，虚证多表现为隐痛，患者经来小腹绞痛，绞痛者多属于实证，中医认为"不通则痛"，结合经色暗红、夹有血块乃为瘀血阻滞的特点；舌脉虽无明显瘀血证表现，但从主症分析其病性为瘀血阻滞经脉。

病位：女子的月经乃为胞宫所主司，若胞宫气血亏虚或气血失调则引起胞宫功能失调，从而导致女子发生月经病证，故其病位定在胞宫。

辨证属瘀血阻滞胞宫，治宜活血化瘀，通经止痛。拟桃红四物汤合失笑散加味。

处方：红花 10g　桃仁 10g　熟地 20g　当归 15g　赤芍

15g　　川芎 15g　　五灵脂 10g　　生蒲黄 10（包煎）　　益母草 20g　　泽兰 15g　　肉桂 10g　　丹参 30g　　怀牛膝 20g　　甘草 10g

嘱忌生冷食品及受凉。因患者正值经期，先服 2 剂，每日 1 剂，待下次月经来之前再就诊调理。

4 月 24 日二诊：诉上次服药 2 剂后小腹绞痛明显减轻。此次根据平时月经周期推算即将来经，且小腹稍有疼痛感，乃来经前征兆。问其无其他明显不适，察舌淡红，苔薄白，脉沉细。继予上方，嘱服 3 剂观察，注意保温，避免冰冷饮食。

5 月 29 日三诊：上次服 1 剂药后便来月经，但疼痛大为减轻，服完 3 剂后疼痛已能忍受，可以坚持上课，且经量增加，色鲜红，已无明显血块，欲再服药调理。冯师认为，此乃未生育女子，宫口较小，血液流动不畅，故瘀阻胞宫而疼痛明显，若想痊愈恐怕很难，以后生育后大多患者痛经可缓解。告知患者，只要不影响上课及日常生活，稍有疼痛乃正常现象，拟上方加减巩固之。

【本案提示】

病机	瘀血阻滞胞宫
病症	经来小腹绞痛、经色暗夹有血块、甚时面色苍白、汗出等
方证	桃红四物汤合失笑散加味
经验用药	益母草、泽兰、肉桂、丹参、怀牛膝

痛经是妇科临床常见症状之一，中医学认为，痛经病位在胞宫、冲任，将其发病主要机理归纳为两大类，即"不通则痛"、"不荣则痛"。"不通则痛"为痛经实证的病机，在行经前后，血海由满盈而泄溢，气血盛实而骤虚，子宫、冲

任气血变化较平时急剧，易受致病因素干扰，加之体质因素的影响，导致子宫、冲任气血运行不畅，"不通则痛"，即为实证痛经。

实证痛经的常见病因病机为气滞血瘀、寒湿凝滞、湿热瘀阻。因本病病位在胞宫、冲任，变化在气血，故治疗以调整胞宫、冲任气血为主。冯师认为实证痛经的发生，无论气滞、寒湿，还是湿热，均可致血滞不行，留聚而痛。选方用药应宗南宋高宗时名医陈素庵心法："调经不宜过用寒凉药"，也"不宜过用大辛热药"。冯师常用桃红四物汤合失笑散加味。

四物汤中当归调血行血，熟地滋阴补血，川芎行血散血，入血分，理血中之气，赤芍药敛阴养血。张景岳云："补血行血莫如当归，行血散血莫如川芎。"再加桃仁、红花活血化瘀，气顺血调，则疼痛自止。故四物汤补血调血，为理血之要药，妇科之良方。合用失笑散更能活血、祛瘀、止痛，临证以此二方为基础治疗瘀血阻滞型痛经每收良效。

此外，冯师常加益母草、泽兰活血祛瘀，肉桂温经散寒以止痛，丹参活血祛瘀，古人有"一味丹参胜四物"之论，乃是根据"瘀血不去，新血不生"的理论理解的，而并非丹参本身有补血作用。《重庆堂随笔》云："丹参，降而行血，血热而滞者宜之，故为调经产后要药。"怀牛膝引药入经，与上二方合用以达理气养血、活血祛瘀、温经散寒之功效，使气血顺调，冲任流畅，经血畅行则经痛自愈。

推之方药，亦可选用《医林改错》少腹逐瘀汤（小茴香、干姜、延胡索、没药、当归、川芎、肉桂、赤芍、蒲黄、五灵脂）或《妇人大全良方》温经汤（当归、川芎、肉桂、莪术、丹皮、人参、牛膝、甘草）或膈下逐瘀汤等，其总原则不离活血化瘀止痛。

临床上亦有经后小腹隐痛者，此类多属气血亏虚的"不荣则痛"。对于本病的病因病机，《医宗金鉴·妇科心法要诀》云："凡经来腹痛，在经后痛，则为气血虚弱；经前痛，则为气血凝滞。若因气滞血者，则多胀满。因血滞气者，则多疼痛。"其治疗宜补益气血为主。

补泻兼行治腰痛，瘀既去而正不伤

——腰痛（瘀血阻络）

> 冯某，男，35 岁，2010 年 6 月 13 日就诊。昨天搬家，在抬柜子上楼时，不慎腰部闪挫受伤，当时不能动弹，经休息后稍好转，但不能弯腰用力。在诊所肌注止痛针后疼痛明显缓解，但今日起床后腰痛明显，不能自行起床，在家人扶持下才勉强起床。刻下症：腰痛难忍，位置固定，不能转动，需两手扶腰才能走动，不能坐卧，表情痛苦，查见腰部无明显异常，舌象正常，脉微数。

【辨证论治】

病性：腰痛有标本虚实之分，然患者有明显闪挫病史，腰痛难忍，位置固定，且病程短，结合患者病史，故可定为瘀血阻络腰痛。

病位：患者疼痛部位在腰，腰部有诸多经脉循行，外伤闪挫则引起经脉瘀血不通，"不通则痛"，故病位在腰部的局部经脉。

辨证属瘀血阻滞，经脉痹阻所致腰痛，治宜活血化瘀，通络止痛，仿桃红四物汤之意。

处方：红花 10g　桃仁 10g　当归 15g　白芍 15g　川芎 15g　土鳖虫 10g　乳香 10g　没药 10g　降香 15g　苏木 15g　川断 20g　自然铜 10g　怀膝 15g　骨碎补 30g　甘草 10g

嘱服 3 剂，日 1 剂，注意休息，避免重体力劳动。

【本案提示】

病机	瘀血阻络
病症	外伤腰痛、不能转侧等
方证	桃红四物汤加减
经验用药	土鳖虫、乳香、没药、苏木、自然铜、骨碎补

腰痛亦称"腰脊痛"，是临床常见的疾病，有外感内伤之别，是由腰部受损，气血运行不畅，脉络绌急，一侧或两侧、或正中发生疼痛为主要症状的一类病证。《七松岩集·腰痛》对腰痛常见的病因和分型作了概括，指出："然痛有虚实之分，所谓虚者，是两肾之精神气血虚也，凡言虚证，皆两肾自病耳。所谓实者，非肾家自实，是两腰经络血脉之中，为风寒湿之所侵，闪肭锉气之所碍，腰内空腔之中，为湿痰瘀血凝滞不通而为痛。"可见腰痛不论外感内伤，多为气血凝滞，血行不畅，瘀血阻络，留着腰部而发生疼痛。尤其是对于腰部急性闪挫者，正如张锡纯《医学衷中参西录》所说："有因瘀血腰疼者，其人活过于任重，或自高坠下，或失足闪跌，其脊梁之中存有瘀血作疼。"

对于因闪挫所致急性腰痛的治疗，《内经》强调："疏其血气，令其调达，而致和平。"并指出"血实宜决之，去菀陈莝，菀陈则除之者，去血脉也。"故治宜活血祛瘀，通络止痛，药物多选用桃仁、红花、苏木、土鳖虫、自然铜、骨碎补等活血祛瘀之品。"气为血之帅"，气行则血行，故适当配伍理气药，能加强活血祛瘀的作用，如乳香、没药。张锡纯认为："乳香气香窜，味淡，故善透窍理气；没药善化瘀理血。二药并用为宣通脏腑流通经络之要药。"然而新血不生，瘀血亦不能自去。清·唐宗海曾说："不补血而祛瘀，瘀又安能尽去哉……补泻兼行，瘀既去而正不伤。"故又需用当归、白芍以养血活血。"腰为肾之府"，且"腰痛，常因肾虚而客"，故在活血祛瘀的同时加用川断、怀牛膝以补益肝肾，效果显著。如此遣药组方，临床每每取效。

推之方药，亦可选用玉田王清任《医林改错》身痛逐瘀汤（秦艽、川芎、桃仁、红花、羌活、没药、当归、甘草、五灵脂、香附、牛膝、地龙）或张锡纯《医学衷中参西录》活络效灵丹（当归、丹参、乳香、没药），"加鳖虫三钱，煎汤服，或用葱白作引更佳。"

腰痛是一常见病，辨证较易。外感者，多起病较急，腰痛明显，常伴有外感症状；内伤者，多起病隐匿，腰部酸痛，病程缠绵，常伴有脏腑症状，多见于肾虚；跌仆闪挫者，起病急，疼痛部位固定，瘀血症状明显，常有外伤史可鉴。

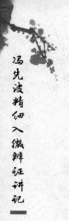

第四节　气滞食积

满而不痛名曰痞，调畅脾胃气机宜

——实痞（胃腑气滞）

> 陈某，男，75岁。于2009年7月16日前来就诊。诉心下胀满
> 伴嗳气1年，嗳气，纳差。曾于本院就诊，服处方异功散加苦参、
> 黄连等未获明显疗效，近10天胃胀加重，纳呆，伴大便不爽。问其
> 胀满不伴痛或稍觉微痛，诊察其舌红，苔黄腻，脉弦滑。

【辨证论治】

病性：病人心下胀满，不伴痛或稍觉微痛，《伤寒论·辨
太阳病脉证并治》云："但满而不痛者，此为痞。"《证治准
绳·杂病》云："胀在腹中，痞在心下，胀有形，痞无形。"
中焦气机不畅，脾胃升降失宜为其病机。纵观本案，心下胀
满，嗳气，此为胃气不畅表现；舌红，苔黄腻，脉弦滑，此为
湿热之证，因此判定此病病性为胃腑气滞兼湿热之实痞证。

病位：痞满的基本病位在胃，与肝脾密切相关。《景岳全
书·痞满》谓："怒气暴伤，肝气未平而痞。"指出痞与肝的
关系。肝主疏泄，调节脾胃气机，肝气调达，气机畅。在此病
位虽不在肝，但仍与肝相关。《素问·至真要大论》云："诸
湿肿满，皆属于脾。"《素问·病机气宜保命集》云："脾不能

行气于脾胃，结而不散，则为痞。"指出痞病，主要病变脏腑在于脾胃。

本案主要病机为脾胃气机升降失宜，又因气不行津聚而生湿。因此此病病位主要在胃，兼及脾脏。

处方：枳实10g　厚朴15g　槟榔片10g　法夏15g　陈皮15g　石菖蒲10g　莪术10g　茵陈20g　万年荞20g　焦山楂20g　神曲10g　广藿香10g　砂仁10g（包）　生大黄5g（后下）　川芎10g　香附10g

嘱服5剂，每日1剂，忌辛辣、生冷、饮酒及肥甘厚味之品。

二诊：病人胃脘稍觉胀满，已无嗳气征象，食欲大增。诊察其舌质淡红，苔薄白，脉平和。原方去茵陈、藿香、大黄，减山楂为10g，嘱服3剂，服法如前。后随访痊愈。

【本案提示】

病机	胃腑气滞
病症	胃脘胀满、嗳气、纳差
方药	自拟方药
经验用药	石菖蒲、莪术、焦山楂、神曲

痞满的病因有很多，诸如寒邪客胃、情志失调、饮食不节、脾胃虚弱等。大致可概括为两个方面。一是以气滞为中心病机，变化产生痰、湿、痞、热、虚诸证；二是以脾胃虚弱为中心病机，因脾胃虚弱，升降失常，而产生气滞、痰湿、血瘀、火热、阴虚、阳虚。虽然脾胃虚弱为其病因之一，但前诊用行气补脾之异功散加味治疗，应为误治。原因为：一，从病人症状看无虚证之像；二，痞病主要病机为气机升降失宜，治

宜调畅气机，而异功散虽有理气之药，但其理气之力不足，气机不畅却又峻补元气更使病症加重。因此，此病用补法实为不当。

冯师临床多年，每每能抓住主病主证，辨证准确，因此常常起到药到病除的效果。对此病的治疗正是清晰地看到主病主证，从调畅气机入手，气机条畅，诸证自除。

本病辨证胃脘气滞，因此方中用枳实"能消心下痞塞之痰，泻腹中滞塞之气，推胃中隔宿之食，消腹内连年之积"，为脾胃胀痛之主药；厚朴，行气燥湿，下气除满，加强枳实消胀除满之力；槟榔配莪术取《证治准绳》中莪术丸行气消积；《临证指南医案》指出"肝为起病之源，胃为传病之所"，疏肝运中为治疗胃胀之常法，因此用香附、川芎调肝之疏泄以达调脾胃之气机的目的；法夏、陈皮与前药同用以行气，消液道之阻；藿香芳香化湿和胃，大黄清热化湿，砂仁化湿行气，万年养理气健脾利湿，石菖蒲味辛、苦，性温，芳香走窜，善于芳化湿浊之邪，诸药协同以祛湿化浊，与前药协同恢复脾运，加强调畅气机之功。

推之方药，理气消痞，调肝：理气药应遵循理气不耗气，理气不伤阴的原则，选择平和的理气调气之品，或理气药与养阴药伍用，尚应根据病变脏腑合理选择理气药，如肝郁气滞者，常用柴胡、香附、青皮等；脾胃气滞者，常用陈皮、厚朴、枳壳；肠腑气滞者，常选木香、槟榔、乌药等。

胃气壅塞，升降并调：具体用药上，病在上焦，用旋覆花、郁金、柴胡、降香；病在中焦，选用陈皮、枳壳、香橼皮、佛手；病在下焦，则选用乌药、槟榔、川楝子、小茴香；如需温而通滞，多用乌药、陈皮、木香、砂仁、苏梗；食停之痞，多见于胃痞之初，治用二陈汤加大黄、焦三仙、木香，大黄配木香可调整胃肠活动节律，促进胃肠排空。

总之，胃癌的治疗，须"谨守病机，各司其属"探其病所在而治之，以求其气机通畅。临床上，多种证型互存，既有痰、湿、瘀等病理产物的堆积，又有气血阴阳的失调及脏腑功能的失衡。所以，既要遵循四诊八纲，也要有中医整体观念，不拘泥于一法一方。有是证用是方，有是证用是药。

小儿积滞多为实，消食导滞应为先

——食积（胃腑积滞）

> 孙某，男，12 岁，2010 年 3 月 3 日就诊。家长代诉：患儿纳差、食少。过年及春节期间吃零食及肥肉较多，且每天看动画片，运动较少，出现腹胀，不欲饮食，西医诊断为功能性消化不良。曾口服多潘立酮、健胃消食片等药治疗，服药后病情稍缓解，但停药又反复发作。3 天前元宵节吃了大碗汤圆，食后觉胃脘痞满、闷胀不舒加重，嗳腐酸臭，不欲饮食，舌暗红，苔厚、白腻，脉可。

【辨证论治】

病性： 纳差、食少多属于虚证的表现，特别对于小儿患者，常常是脾虚的表现，但该患儿除饮食不佳外，还伴有胃脘痞满、闷胀不舒、嗳腐酸臭、苔厚、白腻等胃腑气滞食积之实证的表现；且其发病与饮食不节有关，由于过食零食及肥肉郁积不化，导致脾胃运化失职，故可定其病性为胃腑积滞之实证。

病位： 《素问·痹论篇》云："饮食自倍，肠胃乃伤。"说明饮食不节或暴饮暴食可以损伤脾胃。胃主受纳，为水谷之海，若胃腑受伤，受纳运化失职，升降失调，饮食停滞，积而不消，乃成积滞。故病位在胃。

辨证属胃腑气滞，郁积不化。治宜化积导滞，开胃进食，自拟方如下：

处方： 厚朴 10g　枳实 5g　槟榔片 5g　法半夏 10g　陈皮 10g　石菖蒲 5g　莪术 5g　茵陈 10g　万年荞 10g　焦山楂 10g　神曲 5g　砂仁 3g（后下）　刺蒺藜根 15g

嘱服 3 剂，每日 1 剂，忌辛辣、零食及肥甘厚味之品。

二诊： 服 3 剂后症状明显缓解，痞满、嗳腐酸臭减轻，厚腻苔渐化，纳食较前有所好转。前方加木香 10g 以增强理气之功，加山楂至 20g 以增强开胃消食之力。又服 3 剂后症状消失，纳食增加。继以调理脾胃善后，并嘱清淡易消化饮食，避免过多食用零食及肥甘厚味之品，随访半年未再复发。

【本案提示】

病机	胃腑积滞
病症	胃脘痞满、闷胀不舒、嗳腐酸臭、苔厚、白腻等
方证	自拟方
经验用药	石菖蒲、莪术、焦山楂

小儿食积主要是由于内伤乳食、停聚不化、气滞不行所形成的一种胃肠疾患，临床以不思乳食、食而不化、脘腹胀满、睡卧不宁、大便不调等为其主要特征。积，指聚集。关于食积阶段性的划分，《古今医鉴》中指出："小儿脾胃，本自柔脆，食之过多，损伤脾胃。脾胃并伤，则不能消化水谷；水谷不化，则停滞而发热；发热既久，则损伤元气。"即把伤食后形成食积的全过程划分为伤食早期、食郁化热、久则伤损元气三个阶段，但这三个阶段的病理基础为饮食停滞。

故冯师在食积的临床治疗上提出消食导滞，行气消积，重点在"消导"，消导使"积滞去，腑气通，脾胃受纳运化功能恢复，食欲不振可愈。"冯师在治疗过程中，不忘三个阶段：

早期，脾胃伤，不能消化水谷，则"损其有余"；中期，水谷不化，停滞而发热，则导滞清热；发病既久，元气损伤，津液被煎熬，则补气，滋阴液。"消导"为其总则，"行气"为"消导"之灵魂，贯穿始终；"消导"不忘"清热"；"导滞"的同时还得顾护气血津液的耗损。并且，在治疗过程中，要注意饮食的调护。

"行气"为"消导"之灵魂。《幼幼集成》中述："夫饮食之积，必用消导。消者，散其积也；导者，行其气也。脾虚不运则气不流行，气不流行则停滞而为积……故必消而导之。"另外从六腑生理功能的认识上出发的，胃属六腑之一，《内经》云："六腑者，传化物而不藏，故实而不能满也。"正常时，六腑的纳运饮食、传导水谷是虚实更替，通而不滞。后世又提出："六腑以通为用，腑病以通为补。"源于此理论根据，冯师认为，胃气以通降下行为顺，以滞塞上逆为病。今饮食内伤，阻滞于胃腑，胃脉不通，气血不畅，故而百病皆生。消除积滞，是疏通胃腑的根本，腑通则诸证皆除。胃喜通利而恶壅滞，积滞胃脘，只入不出，或入而少出，就无法再入，欲达平衡，就必须使已停之"滞"下导，即为导滞。

冯师在食积治疗每个阶段中，行气贯穿其中。其行气，包含降胃气，疏肝气，健运脾气。其主要用药厚朴辛、苦、温，行气宽中，消鼓胀，燥湿运脾；枳实"能消心下痞塞之痰，泻腹中滞塞之气，推胃中隔宿之食，消腹内连年之积"，为脾胃胀痛之主药；槟榔配莪术取《证治准绳》中莪术丸行气消积；山楂酸、甘、微温，归脾、胃、肝经，消食化积，行气散瘀，能消一切饮食积滞，尤擅消肉食油腻之积，故重用之，现代药理研究认为，山楂可提高胃蛋白酶活性，增加胰液的分泌量，提高胰蛋白酶的浓度和分泌量；广木香通行三焦气分，尤善行中焦脾胃及下焦大肠气滞；万年荞理气健脾利湿，石菖蒲味辛、苦，性温，芳香走窜，善于芳化湿浊之邪，诸药协同以祛湿化浊，与前药协同恢复脾运，加强调畅气机之功。诸多行气药的使用可以行气破积而和中，达到"菀陈除、肠胃洁、饮食自进"。

推之方药，亦可选用保和丸、肥儿丸或者异功散、香砂六君丸等方加减，其总原则不离行气化积。

食积患儿常常出现脾虚症状，在很大程度上由先天的脾胃功能虚弱而致病，很多医者容易只顾补脾，用药着重在补，以图通过补脾的方法而达到治疗的目的，而忽略呆补易致滞气的另一面。不论是补脾、补气、养血之品都具有滋腻的作用，服药后会出现胀气、腹痛、大便不调等症状，加重食积，其结果越补越胀满，适得其反。如今生活水平提高，多数小儿饮食无度，过食肥甘厚味，恣饮寒凉，导致标实为多，单纯的滋补虽然对部分患儿有一定疗效，但常出现越补越滞、虚不受补的情况。

冯师认为应先消食导滞，正所谓"伤之轻者，损谷则愈"，"不消其滞则其疾不平"，故治疗时，应寓"消"于"补"。在使用补益药时要谨防呆补滞气，"客垢不除，则真元不复，如勘定祸乱，然后可以致太平。"应用消食导滞法时，冯师强调须据体质之强弱，积滞之久暂，正气伤损之轻重，兼夹里热之多少以及伤津耗液等情况酌情应用。如只有食积而无他症，食积时间短，正气尚盛者，又可直消其食，用冯师自拟方加减；食积久者，郁久化热，正气多有伤损，津液多有亏耗，应消补兼施，或消后继补。但消导一定要适中，应注意若因脾虚不能健运者须消补并行，或补多消少，或先补后消，或以消为补，理脾助运，所谓"养正而积自除"。若过用消法又恐克伐正气，而犯"虚虚实实"之戒。

第五节　痰　热

痰扰元神病生痫，豁痰息风痫安定

——痫病（痰热扰心）

> 　　王某，男，27岁，2010年6月7日就诊。患者上高二时，某晚上自习时，突然倒地，手足抽搐，口吐涎沫，急送医院，诊断为"癫痫"发作。此后每年发作一两次，每次发作约半小时。近1年发作次数剧增，今年5个月内发作就达3次。昨晚因学习原因与母亲争吵引发癫痫发作，持续10余分钟。母亲述，患者平素性情暴躁，稍有不如意就骂人毁物，且饮食不节，嗜食肥肉。刻下：精神差，寡言少语，言语含糊有痰音，失眠，乏力，舌红，苔黄腻，脉细数。

【辨证论治】

　　病性：癫痫日久每多耗伤精气，致心肾亏虚，然而综合喉中痰鸣、舌红苔黄腻、脉数，知非为虚证，而为痰热实证。

　　病位：痫病与五脏均有关联，但主要责之于心、肝、脾、肾；"心藏神"，结合患者失眠，心烦易怒，故与心有关；又中医谓"脑为元神之腑"，痰浊之邪上蒙脑窍则发为痫病。故定位于心、脑。

　　辨证属肝风扰动、痰热上犯脑窍而致癫痫发作。治宜清热豁痰，息风安神，拟黄连温胆汤合白金丸加减。

处方：黄连 10g　枳实 10g　竹茹 10g　法半夏 15g　茯苓 20g　陈皮 15g　郁金 15g　枯矾 3g　石菖蒲 10g　天麻 20g　钩藤 15g　甘草 15g

嘱服 7 剂，并嘱调畅情志，饮食清淡。

二诊：癫痫未发，喉中痰音稍轻，舌淡苔微腻。痰热渐化，继服上方调理。随访半年未发。

【本案提示】

病机	痰热扰神
病症	喉中痰鸣、烦躁易怒、舌红、苔黄腻等
方证	黄连温胆汤合白金丸加减
经验用药	天麻、钩藤、石菖蒲

本例辨证属痰热上扰，蒙蔽神窍，故选用黄连温胆汤合白金丸清热化痰安神。黄连温胆汤出自《六因条辨》卷上，为《三因极一病症方论》温胆汤加黄连而成。温胆汤证为心烦不寐、癫痫、苔白腻、脉弦滑之胆郁痰扰证，治以理气化痰利胆。《六因条辨》加黄连以清热而治痰热扰心证。白金丸出自《普济本事方》，枯矾即为煅后之白矾，酸苦涌泄而能祛除风痰。《本草纲目》云："矾石之用有四，吐利风热之痰涎，取其酸苦涌泄也。"郁金辛散苦泄，能解郁开窍，且性寒入心经，又能清心热，故可用于痰浊蒙蔽心窍之癫痫。白矾与郁金合用能治痰涎上壅，癫痫痰多。

经验用药上，常合用天麻引药上行入脑窍；钩藤清热息风止痉，《名医别录》言："主小儿寒热，十二惊痫"；石菖蒲不仅有开窍醒神功效，而且还有温化痰浊作用，用于痰浊蒙蔽神窍之痫病最为适宜。

中医认为"无痰不作痫"，痫之病理因素总以痰为主，肝之风火触动痰浊，窜走经络，蒙闭心神而发病。诚如《古今医鉴·五痫》所说："夫痫者有五等……原其所由，或因七情之气郁结，或为六淫之邪所干，或因受大惊恐，神气不守，或自幼受惊，感触而成，皆是痰迷心窍，如痴如愚。治之不须分五，俱宜豁痰顺气，清火平肝。"癫痫之痰，具有随风气而聚散和胶固难化两大特点，因而癫痫久发难愈，反复不止。

西医认为癫痫为脑部神经元异常放电所致，与心无关，并有脑电图和 MRI 等佐证。而中医认为癫痫病与心有密切关系。故有人认为中医多有谬误，实不可信。此实为不知中医也。中医学很早就认识到癫痫病在脑，其"神明在脑"之说便是例证。《素问·脉要精微论》曰："头者，精明之府。"精明即神明。与心的联系，在《灵兰秘典》中说："心者，君主之官，神明出焉。"详研经文可知，神明虽藏于脑，而其用在心。即可知脑为神明之体，心为神明之用。《丹经》谓："脑中为元神，心中为识神。元神者，藏于脑，无思无虑，自然虚灵也；识神者，发于心，有思有虑，灵而不虚。""思"从古文作囟心，囟者脑也，心者心也。此言心与脑神明贯通而后可以成思也。中医理论，重功用而轻实体。然而作为学习中医者，心中需得明了此中关键。

癫痫当与中风病、厥证鉴别。癫痫有反复发作史，发时口吐涎沫，两目上视，或口中怪叫，无半身不遂、口舌歪斜等症；中风病则扑地无声，醒后常有半身不遂等后遗症；厥证多面色苍白，四肢厥冷，或见口噤，握拳，手足拘急，而无口吐涎沫，口中怪叫。

推之方药，亦可选用柴胡龙骨牡蛎汤、定痫丸之类；或《医学衷中参西录》荡痰汤合愈痫丸（生赭石末 2 两、大黄 1

两、朴硝 6 钱、清半夏 3 钱、郁金 3 钱）、愈痫丸（硫化铅、生赭石、芒硝各 2 两，朱砂、青黛、白矾各 1 两，黄丹 5 钱，研细末，怀山药 4 两为细末焙熟，诸药炼蜜为丸）等之类加减。其治疗原则不离清热化痰。

第六节 气 虚

息肉术后声嘶哑，金破不鸣是为因

——喉喑（肺脾气虚）

> 吴某，女，50岁，教师，2010年5月3日就诊。患者咽干、咽部不适多年，半月前因饮酒后引起咽痛声音嘶哑，在某西医院诊断为声带息肉，行声带息肉术。术后仍然声音嘶哑，经西医治疗效果不佳，遂来求诊。刻下：声音嘶哑，咽喉不适，说话费力，不能大声言语，精神疲倦，乏力，饮食减少，舌质淡、苔薄，脉细无力。

【辨证论治】

病性：喉喑有虚实寒热之别。患者声音嘶哑由声带息肉引起，中医认为，声带息肉是痰郁气阻，肝郁化火灼痰，凝结于喉所致，为有形实邪。然手术切除后有形之邪已去，患者声音嘶哑，精神疲倦，说话费力，为一派气虚表现。综上所述，其病性为气虚证。

病位：喉为肺之门户，喉部病变当属肺脏所管；患者除声音沙哑等症状外，还有神疲乏力、纳差等脾气亏虚表现，故其病位在肺脾。

辨证属肺脾气虚之声音嘶哑，治宜培土生金，益肺补脾。拟补中益气汤合生脉散加味。

处方：人参 10g（另兑） 黄芪 30g 白术 10g 当归 15g 升麻 10g 北柴胡 10g 五味子 10g 麦冬 15g 胖大海 15g 千张纸 10g 蝉衣 5g 桔梗 10g 甘草 10g

嘱服 5 剂，每日 1 剂，忌辛辣、饮酒及肥甘厚味之品。

二诊：上方 5 剂后说话费力明显好转，但多言或声音稍大则仍觉费力，方已对证，继以上方稍作化裁续服。

【本案提示】

病机	肺脾气虚
病症	声音嘶哑、体倦乏力、饮食减少、少气懒言等
方证	补中益气汤合生脉散加减
经验用药	胖大海、千张纸、蝉衣、桔梗

喉喑之辨证首分虚实。新病声音嘶哑者，多为实证，多因外感风寒或风热袭肺，或痰湿运肺，肺失清肃，邪闭清窍所致，即所谓"金实不鸣"，其声音嘶哑时多伴有咽喉疼痛或喉间作痒。

如隋·巢元方在《诸病源候论》中说："风寒客于会厌之间，故卒然无音，皆由风邪所伤，故谓风失音不语。"久病者，多属虚证，多因各种原因导致阴虚火旺、肺脾气虚所致，即所谓"金破不鸣"，此无表证也无痛痒之感。冯师特别提出，新与久是辨别虚实的重要标志之一，但不可将"金破不鸣"初见声音嘶哑时当做"金实不鸣"，需详审全身症状而四证合参。冯师亦指出，声音嘶哑还有一种特殊情况，因为职业关系，演员和教师容易生长声带息肉，病程进展缓慢而持久，不能以新久定虚实，手术切除是根治的唯一方法。

本例辨证属肺脾气虚。故选用《内外伤辨惑论》补中益气汤，以补益脾气，培土生金。升麻、柴胡在《本草纲目》谓："升麻引阳明清气上升，柴胡引少阳清气上行，此乃禀赋虚弱，元气虚馁，及劳役饥饱，生冷内伤，脾胃引经最要药也。"血为气之母，故用当归养血和营。合用《医学启源》生脉散者，因"津能生气"，"津能载气"，肺脾气虚，津液亦伤，故用生脉散以益气生津，且《医学启源》卷下曰："补肺中元气不足。"胖大海、千张纸、蝉衣、桔梗四者为开音而设，且能引药入喉咙，其中胖大海甘寒，能利咽开音，清肺化痰，《本草正义》云："善于开宣肺气"，"抑能开音治瘖"。千张纸即木蝴蝶，出自《本草纲目拾遗》，其体轻入肺，甘凉而清肺利咽。如此标本同治，而以治本为主。

在中医有宗气之说，是由谷气与清气相合而积聚于胸中之气。谷气生于脾，清气源于肺。宗气上走息道，推动肺的呼吸。因此，凡是呼吸、言语、发声皆与宗气有关。如《读医随笔·气血精神论》说："宗气者，动气也。凡呼吸、语言、声音，以及肢体运动，筋力强弱者，宗气之功用也。"故声音嘶哑之病总由宗气异常而致，虚者为宗气不足所致。故临床治疗气虚声音嘶哑可从宗气论治。张锡纯治大气（宗气）下陷之升陷汤（生黄芪6钱、知母3钱、柴胡1钱5分、桔梗1钱5分、升麻1钱）亦可选用，其总原则不离，补脾肺之气，培土生金。

便秘误下两年余，详辨乃由气虚致

——便秘（脾气虚弱兼津液亏虚）

> 肖某，男，72岁。于2010年10月20日初诊。两年前感冒发烧，西医用抗生素输液治疗，高烧退后便出现食欲减退，饭量减少，四肢倦怠，精神疲惫，尤以排便后乏力为主，大便3日左右一行，质稍干，但无干硬，努责无力，排便不尽感，服用牛黄解毒片后大便方通。然没过多久，大便难解症状再现，反反复复，牛黄解毒片需常备。诊见：便后乏力，甚则双腿无力站立，努挣难下，体瘦，面色萎黄。舌质淡，苔薄少津，脉细无力。

【辨证论治】

病性：大便数日不行，质稍干，多认为是阳明热盛证的表现。但具体分析，除便干外，尚有便后乏力、甚则双腿无力站立、努挣难下、体瘦、面色萎黄、四肢倦怠等虚证表现，若确实为阳明实热证则便后有舒服快感，再综合患者舌淡，脉细无力，知其为气虚无疑。又年老之人，阴气自半，便干，结合舌少津，故其病性为气虚兼有阴津不足。

病位：中医基础理论中说："大肠者，传导之官，变化出焉。"便秘本属大肠病变，但本例患者表现为食欲减退，四肢倦怠，精神疲惫，尤以排便后乏力为甚，体瘦，面色萎黄，舌淡，脉细无力等，一派脾虚中气不足表现。此便秘乃由中气不能鼓动大肠传导糟粕所致，而非本属大肠病变引起。故其病位主要在脾脏。

辨证属脾气虚弱兼津液亏虚，治宜健脾益气、养阴润燥，拟补中益气汤加味。

处方：党参30g　黄芪30g　白术15g　当归身15g　柴胡10g　升麻10g　枳实10g　火麻仁20g　黑芝麻20g　生首乌30g　石菖蒲10g　望江南20g　甘草5g

嘱服5剂，每日1剂，忌生冷、干燥及不易消化之品。

二诊：服药5剂后，大便两日一行，质较前稍润，临厕努挣乏力较前减轻，但仍有排便不畅、不尽感，纳谷渐香。舌淡，苔薄微干燥，脉细弱。方药对证，效不更方，原方继服5剂。

三诊：药后大便质软，排便不畅、不尽感改善，大便每日或两日一行，诸症已解，继以成药补中益气丸调理脾胃善后。

【本案提示】

病机	脾虚津亏
病症	便秘、努挣难下、便后乏力、纳差、脉细无力等
方证	补中益气汤加味
经验用药	火麻仁、黑芝麻、生首乌、望江南

中医认为，便秘病位主要在大肠，病机为大肠传导功能失常，而肠道功能正常与否，关键取决于脾胃的升降。脾胃居于中焦，是人体气机升降之枢纽。脾胃气机的升降是人体气机升降的关键，只有脾胃健运，才能维持清阳出上窍、浊阴出下窍。脾胃虚弱，纳运失职，则中焦气机升降失常，导致清阳不升，浊阴不降，而发为本病。故便秘之源在于脾胃，诚如《医林绳墨》谓："人以脾胃为主，而治病以健脾为先。"

本例根据四诊合参，辨证属脾气亏虚兼有阴津不足。气虚无力推动水谷糟粕运行，大肠传导无力而致便秘，其根在脾脏之气，治疗应以健脾补气为先，同时兼以滋阴润肠。故选用补中益气汤补气健脾，加用枳壳以降气宽肠；同时合用火麻仁、黑芝麻、生首乌及望江南滋养阴液，润肠通便。其中望江南既有通便功效，用于慢性便秘的治疗，又有肃肺作用，肺与大肠相表里，有利于大肠传导糟粕。这样补气以助运转，养阴以资润肠，并驾齐驱，收效明显，自然就在情理之中。

推之方药，亦可选用《金匮翼》黄芪汤（黄芪、陈皮、火麻仁、白蜜）或四君子汤、八珍汤等方加减，还可选用白芍、肉苁蓉、蜂蜜、锁阳等药，其总原则不离补气健脾、润肠通便。

临床上，简单的便秘亦应详细辨证，特别是年老久病便秘患者，不宜妄施攻泻取快于一时，当据证补气健脾或滋阴养血或润肠通便，方能方证对应，取得较好的临床疗效。

中医治癌须辨证，并非诸癌皆能攻

——积聚（气虚欲脱）

> 陈某，女，31 岁，2010 年 10 月 18 日就诊。3 个月前因饮酒后出现腹痛，当时以为是饮酒后的不适，1 周后腹痛逐渐加重，卧位及夜间加重，坐、立、前倾时疼痛减轻，并饮食欠佳。就诊在当地人民医院，行腹部 B 超及 CT 检查为胰腺癌，并有淋巴结转移，行两次化疗治疗，患者反映甚大，恶心呕吐明显。来诊时由家属抬进诊室，谓已 10 余天未进食物，面色苍白无华，说话无力，声音低微，伸舌无力，诊其脉细微欲绝。

【辨证论治】

病性：患者本为积聚，为有形之物聚于脏器，属实证，但来诊时已是晚期，且经化疗后脾胃大伤，以致不能进食，胃气欲绝，乃因实致虚。结合脉象为气虚欲脱之证。

病位：患者化疗后恶心呕吐，已 10 余天未进食物，面色苍白无华，声音低微，脉微欲绝，为脾胃虚损的表现，故定其病位在脾胃。

辨证属脾胃虚弱，气虚欲脱。治宜大补元气，健脾开胃，少佐补肾之品，仿补中益气汤之意。

处方：人参 10g（另兑）　黄芪 30g　白术 15g　当归身 15g　升麻 10g　柴胡 10g　五味子 10g　麦冬 15g　法半夏 10g　熟地 10g　乌梅 10g　焦山楂 15g　黄精 15g　甘草 10g

嘱服 5 剂，每日 1 剂，少量频饮，并告知家属要有心理准备。

二诊：患者服上方后精神较前好转，能进少许稀饭，诊其舌淡有齿痕，脉微无根。元气稍有恢复，继以前方加减，但恐终究难挽全局矣！

【本案提示】

病机	气虚欲脱
病症	恶心呕吐、难于食物、面色苍白无华、声音低微、舌淡有齿痕、脉微欲绝等
方证	补中益气汤加减

恶性肿瘤严重威胁着人类的健康。目前，治疗恶性肿瘤的方法多采用手术治疗、放射治疗和化学药物治疗方法。但临床中发现病变时多为晚期，失去手术机会，用的化学药物因其毒副作用大、易产生耐药性，使其在临床应用中受到一定的限制。针对肿瘤患者原发病进行治疗以最大限度控制肿瘤、延长患者生存期，但如何减轻治疗的副作用、提高患者的生存质量也显得相当重要。晚期恶性肿瘤或化疗后患者多为正气亏损、阴阳两虚，加之脾胃受伤、气血生化之源则正气更加亏损，脾胃为后天之本，气血生化之源，日久则中气不足。补中益气汤一可健脾胃以治气虚之本，二可升提下陷阳气，于是脾胃调和，水谷精气生化有源。

本例积聚后期，又化疗后大伤元气，表现为气虚欲脱之重症，故应先以补益元气为主，若此时用大队破血散结之品，恐药沾唇齿则呜呼矣。冯师常言，中医诊病应从整体上去辨证，而不能局限于西医之病名。但本患者终为晚期，胃气败坏，已无挽回之力，但医者若能在最后阶段提高患者生活质量或延长患者生存时间，亦为大医之道也。

推之方药，亦可选用香砂六君子汤、归脾汤、参苓白术散或张锡纯升陷汤（生黄芪、知母、柴胡、桔梗、升麻）等，其总原则不离补益元气，益气固脱。

附：中医中药治疗肿瘤的探讨

现代西医之谓肿瘤相当于中医的积聚、癥瘕、疢癖、岩等范畴。历代医家在肿瘤的治疗上积累了丰富的经验，根据肿瘤的不同种类、不同证候，中医之治法亦有所不同，从临床来看，大致可分为扶正、解毒、活血化瘀、化痰散结、解郁等治法。

1. 扶正

癌症的发生，即是人体正气虚衰严重的表现。《灵枢·刺节真邪》曰："虚邪之入于身也深，寒与热相搏，久留而内着……邪气居其间而不反，发为筋瘤……肠瘤……昔瘤，以手按之坚。"李中梓《医宗必读·总论证治》中亦云："积之成者，正气不足，而后邪气踞之。"这些均明确指出了肿瘤的发生与否与人的正气强弱密切相关。因此，在肿瘤的治疗中，应始终把扶助机体正气放在首要地位。诚如张景岳言："脾肾不足，及虚弱失调之人，多有积聚之病。"指出脾肾虚损对肿瘤的发生具有重要的作用，尽管历代医家对扶正各有其学术见解，然总不离补先后天之脾肾。

（1）健后天之脾：脾胃为后天之本，气血生化之源，脏腑之营养及功能的维持均需依靠脾胃的运化功能正常，若后天生化之源不能正常运化，则任何补养都不能起到应有的作用。故李杲认为"内伤脾胃，百病由生。"张元素云："壮人无积，虚人则有之。脾胃怯弱，气血两衰，四时有感，皆能成积。"

且在对积聚的成因及治疗的立论认为："盖积聚癥瘕，必由元气不足，不能运化流行而致之，欲其消散，必借脾胃气旺，能渐渐消磨开散，一收平复之功。如一味克消，则脾胃愈弱，后元气愈亏，故见故者不去，新者复生矣！戒之哉！"的论述。《卫生宝鉴》亦谓："凡人脾胃虚弱或饮食过常，或生冷过度，不能克化，致成积聚结块。"因此益气健脾在肿瘤的治疗中显得尤为重要，临床上常见肿瘤病人多伴有神疲乏力、少气懒言、面色少华、食欲不振、恶心呕吐、大便溏稀、舌淡苔白、脉缓或弱等脾胃虚弱之候。其常用方剂有香砂六君子汤、归脾汤、参苓白术散、补中益气汤等，常用的药物如人参、党参、黄芪、茯苓、白术、扁豆、焦三仙等。

（2）补先天之肾：中医谓肾为先天之本，藏精主骨生髓，是先天之气蕴藏之所在，是人体生化的来源。人的生命源于先天之精，精化气生神，是生命活动的基础。《内经》有"久病及肾"之论；张景岳在《景岳全书》中谓"五脏之伤，穷必及肾"，"肾虚则下焦不化，正气不行，则邪滞得以居之。"因此补肾在肿瘤治疗中亦极为重要。肾虚临床常表现为腰膝酸软、神疲乏力、耳鸣失聪、发脱、性欲减退等症状。其选方药上，常用的方剂有金匮肾气丸、右归丸、左归丸等，常用的药物有熟地黄、山茱萸、山药、补骨脂、枸杞子、女贞子、黄精、何首乌、杜仲、菟丝子、鹿角霜、仙茅、仙灵脾、肉苁蓉等。

尽管肿瘤早期患者不一定有正气亏虚表现，但根据的肿瘤发病机理及病情的进展，其正气亏虚贯穿疾病的始终，正如李士材谓："善为医者，必责根本。而本有先天后天之辨，先天之本在肾，后天之本在脾。"且现代临床和实验研究业已证实，采用扶正之法治疗癌症，则有阻断癌症的形成、抑制癌症的生长、预防癌症的复发与转移、调节机体的免疫功能、提高

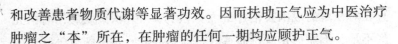

和改善患者物质代谢等显著功效。因而扶助正气应为中医治疗肿瘤之"本"所在，在肿瘤的任何一期均应顾护正气。

2. 解毒

癌毒是人体在多种内外因素作用下，脏腑功能失调而产生的特异性病理因素，属内生毒邪。《仁斋直指附遗方论·发癌方论》曰："癌者上高下深，岩穴之状，颗颗累垂……毒根深藏，穿孔透里。"巢元方《诸病源候论》亦载："恶核者，内里忽有核，累累如梅李、小如豆粒……此风邪夹毒所成。"《医宗金鉴》在叙述痈疽恶疮的发病机理时指出："皆有毒气闭塞经络，营卫壅滞之故。"这些说明了邪毒是造成肿瘤等恶性病变的重要因素。肿瘤疾病，不管何种类型，在其发生、发展过程中，总有邪毒积聚、郁久化热之病机。故以解毒攻邪的方法抑制癌毒，是中医肿瘤治疗中常用的方法。临床常用药物有白花蛇舌草、半枝莲、黄药子、急性子、大贝母、冬凌草、野菊花、蒲公英、金银花、半边莲、玄参、皂角刺、葎草花、夏枯草、猫人参等。

3. 活血化瘀

瘀血既是病理产物，又是致病因素，在其肿瘤发生、发展的过程中亦充当重要角色。王清任《医林改错》认为："气无形不能结块，结块者，必有形之血也。"唐容川《血证论》指出："瘀血在经络脏腑之间，结为癥瘕。"高秉钧《疡科心得集》亦云："癌瘤者，非阴阳正气所结肿，乃五脏瘀血浊气痰滞而成。"这些都说明肿瘤为有形肿物，多与瘀血内阻有关，且临床所见病人常有肿块触之坚硬或凹凸不平、固定不移、肌肤甲错、舌质紫暗等血结之征象。故肿瘤的治疗当以活血化瘀为法。正如唐容川云："旧血不去，则新血断然不生。"其选方用药上，可选用的方剂有桃红四物汤、血府逐瘀汤等，常用的药物则有三棱、莪术、炮山甲、炙鳖甲、土鳖虫、水蛭、刘寄奴、石打穿、石上柏等。其中莪术一味，辛苦开泄，能行气破血活血。《医家心法》云："广茂即莪术。凡行气破血，消积散结，皆用之。属足厥阴肝经气分药，大破气中之血。"现代研究发现莪术提取物榄香烯能诱导 HL-60 细胞凋亡，此类中药可以直接杀伤癌细胞。这也为中医运用活血化瘀法治疗肿瘤提供了现代理论依据。

4. 化痰散结

痰是肿瘤形成和发生过程中不可忽视的重要病理产物，同时又是新的致病因素，可以加剧病情进展。肿瘤疾病，在其发生、发展过程中，往往兼有痰浊内停、凝结成块之病机。

《外科正宗》云："痰疬者，饮食冷热不调，饥饱喜怒不常，多致脾气不能转运，遂成痰结。"

朱丹溪谓"凡人身上中下有块者多痰也"，"凡人身上有结核，不痛不仁，不作脓者，皆痰注也。"并谓："痰之为物，随气升降，无处不到"，故有"百病皆由痰作祟"之说。故在肿瘤的治疗中应配用化痰散结之药物，临床可选用牡蛎、海藻、山慈菇、天南星、半夏、杏仁、薏苡仁、昆布、海浮石、生牡蛎、僵蚕等侧重化痰散结之品。现代药理研究发现，化痰药物可以影响癌细胞表面细胞黏附因子的表达，从而减少肿瘤的生长和侵袭转移。

5. 解郁

现代医学对情志与肿瘤的发病关系已经有了充分的认识。七情所伤，尤其是长期的抑郁、恼怒、焦虑、紧张等不良情绪，会在某种程度上引起体质的变异，构成诱发肿瘤的病理基础。朱震亨《格致余论》曰："忧怒抑郁，朝夕积累，脾气消阻，肝气积逆，遂成隐核……名曰乳岩。"表明情志不遂亦是癌症发展的主要原因之一，在治疗上应不忘解郁。临床上除了运用药物疏肝解郁外，方如逍遥散，药如合欢皮、香橼、佛手等，更应注重在生活中调畅情志及养生调养等方面。调畅情志向来为历代医家所重视，《内经》云："虚邪贼风避之有时，起居有节，饮食有度，无妄作劳。"笔者曾见一肺癌广泛脑转移患者在不知病情的情况下，竟然带病生存两年余。足以说明情志疗法在肿瘤治疗中的重要性。

　　肿瘤致病因素复杂多样，其临床表现也各有不同，临床所见证型往往正虚邪实交互错杂。即便在病情的不同阶段，亦可出现多种复杂的临床表现。这时既需要医者在复杂的临床表象中抓住疾病本质及重点。同时，还需兼顾多脏并调，标本同治。诚如《素问·异法方宜论》所说："杂合以治，各得其所宜。"在肿瘤的治疗中应该是多种治疗方法协调的综合治疗，运用大方治病，针对复杂病因病机各尽药物之职责，再配合情志疗法，方能进一步提高中医中药在肿瘤治疗中的临床疗效。

第七节　血虚

看病当详问病史，产后出血乃病因

——四肢不温（血虚寒凝证）

> 陈某，女，30岁。2010年10月20日就诊。患者诉5年前生产后大出血，经输血、止血抢救方愈。在坐月子期间，因洗小孩尿布后受凉，自此，每到入冬则手足冰冷，曾服冬令膏方未见明显疗效。今年9月间即感双手及双膝以下冰凉，每日无论在家或出门都得带手套及护膝，且仍感冰冷。刻下：双手及双膝以下冰凉，皮色不变，不肿，精神如常，饮食可，大小便无明显异常，唇舌色淡，脉沉细。

【辨证论治】

患者四肢冰凉，为寒凝之征，此为寒冷季节女性常见症状，结合患者症状出现在产后，且唇舌色淡，可知此例血虚是本，而寒凝为标，故定其病性为血虚寒凝之证。

辨证属阳虚寒凝所致四肢冰凉，治宜温阳补血，散寒通滞，仿阳和汤之意。

处方： 熟地20g　麻黄5g　桂枝10g　细辛5g　鹿角霜20g　白芥子10g　怀牛膝15g　川芎15g　肉苁蓉15g　黄芪30g　党参30g　制附片15g（先煎）　甘草10g

嘱服5剂，每日1剂，注意保暖，避免接触冰冷。

二诊：患者诉四肢较前转温，且精神振作，前方有效，效不更方，原方再进 5 剂。

三诊：四肢明显转温，可以不用戴手套及护膝，但天气转凉后觉畏冷，此为陈年久疾，非一朝之功可除，上方蜜制为丸，以求缓图。

【本案提示】

病机	血虚寒凝
病症	四肢冰凉、唇舌色淡、精神如常
方证	阳和汤加减

女子因月事、胎产等特殊的生理因素，而每多耗伤血液，故有"女子以血为本"之说，血耗伤过多，必然累及气。"血为气之母"，血既能养气，亦能载气，如《血证论·吐血》曰："血为气之守。"《张氏医通·诸血门》云："气不得血，则散而无统。"故女子月事、胎产等耗伤血液，必然导致"气随血脱"，故《素问·调经论》说："血气不和，百病乃变化而生。"今患者因胎产耗伤气血，血少则不能濡养，故见唇舌色淡；四肢为诸阳之末，最需阳气来温养，患者气少则四肢失其温煦，再加之冬季主"潜藏"，阳气潜藏于体内而不能外达，以温养四肢，故见四肢冰凉。

方选王洪绪《外科证治全生集》中阳和汤，该方温阳补血，散寒通滞。重用熟地温补营血，同时恐草木之品补力不足，因"形不足者温之以气，精不足者补之以味"，用血肉有情之鹿角霜，补髓养血益精，壮筋健骨，二药配伍，于"阴中求阳"，使阳得阴助，生化无穷，则温阳之功速达。加肉苁蓉、附片、黄芪、党参以助熟地、鹿角霜温阳补血；牛膝、川芎者，活血通脉，以温散经络中之凝滞。王洪绪自解："治之之法，非麻黄不能开腠理，非肉桂、炮姜不能解其寒凝。腠理一开，寒凝一解，气血乃行"，则四肢得温。方中麻黄用量甚轻，冯师认为对于此证，麻黄用量过轻不足以开通腠理，并且宜易肉桂为桂枝，如此才能起到开通皮里膜外之寒滞的目的。如此配伍，正如张秉成所说："非有形精血之属难收速效，无温中散寒之品不能直入其地，以成其功。"

推之方药，亦可选用当归四逆汤加味治疗。《伤寒论·辨厥阴病脉证并治》："手足厥寒，脉细欲绝，当归四逆汤主之。"本方功用为温经散寒，养血通脉。

本方需与四逆散、四逆汤鉴别。此二方虽亦治四肢不温，然其病机用药却大不相同。四逆散是因外邪传经入里，阳气内郁而不能外达四末所致，故其逆冷仅在肢端，不过腕踝，尚可见身热、脉弦等症。四逆汤之厥逆是因阴寒内盛，阳气衰微，无力达到四末而致，故其厥逆严重，冷过肘膝，并伴有神衰欲寐、腹痛下利、脉微欲绝等症。

女性冬季常四肢冰凉者需注意保暖，在饮食上，不得过食生冷寒凉之物，应注意多吃些温热的食物，如《金匮要略》当归羊肉汤之类，此汤既可养血又可温阳散寒。

第八节　气血两虚

并非失眠皆重镇，益气补血亦催眠

——不寐（心脾气血两虚）

孙某，女，30 岁，2009 年 5 月 20 日初诊。诉因工作劳累、睡眠无规律而渐至失眠，深夜入睡后则多梦，且易醒，醒后则难于入睡，每天包括做梦在内入睡时间约 3 个小时，至今已逾数年。现已因此而不能工作，其间曾服用西药、汤剂百余剂（其处方多为重镇安神之品），未效。现症见：不寐，神疲食少，头晕，自汗，时有心悸，以劳累后明显，月经量少，舌淡苔薄白，脉虚缓。

【辨证论治】

病性：患者因工作劳累渐至失眠，神疲乏力、自汗等为气虚证表现；月经量少、舌淡为血虚表现；而头晕、心悸及脉虚缓为气血两虚的表现。故定其病性为气血两虚证。

病位：脾为后天之本，为气血生化之源，日久劳累、作息无规律则暗耗气血，久则影响脾主运化功能；气血亏虚则不能上荣心脉，心藏神，心血不足则出现心悸、失眠等表现。故综合分析其病位在心、脾。

辨证属心脾气血两虚，治宜益气补血，健脾养心。方用归脾汤合生脉散加减：

处方：党参 30g　黄芪 20g　当归 15g　五味子 10g　麦

冬 10g 酸枣仁 20g 龙眼肉 15g 炙远志 10g 朱茯神 20g 夜交藤 30g 龙齿 20g（先煎） 珍珠母 20g（先煎） 莲心 10g 合欢皮 20g 熟地 20g 阿胶珠 10g 益智仁 10g 甘草 10g

嘱服 5 剂，每日 1 剂，忌生冷、肥甘厚味之品。同时注意休息，避免劳累。

二诊：服上方 5 剂后精神好转，自汗已止，食纳、心悸好转，仍略感头晕，夜晚可入睡 5 小时左右，做梦减少，上方既效，继服 5 剂，前后上方加减服用共计 20 余剂，数年之顽疾得以痊愈。

【本案提示】

病机	心脾气血两虚
病症	失眠多梦、神疲食少、心悸头晕、经少自汗等
方证	归脾汤合生脉散加减
经验用药	夜交藤、龙齿、珍珠母、合欢皮

失眠属于中医的"不寐"范畴，多由劳心过度、心神失养或吐泻、饮食等伤脾胃，导致脾胃失和，食少纳呆，气血生化之源不足，致使心脑神志不宁出现不寐。无邪而不寐者以营血不足为主，血虚则无以养心，心失所养则表现心悸不寐等。张景岳对此论述甚精："不寐证虽病有不一，然惟知邪虚二字则尽之矣。盖寐本乎阴，神其主也，神安则寐，神不安则不寐。其所以不安者，一由邪气之扰，一由营气之不足耳，有邪者多实，无邪者多虚。"准确地指出了不寐证的病因不外邪气之扰、营气不足虚实两端。

本例患者为心脾气血两虚。因心主血，脾统血，劳累、思虑过度则暗耗心血，心脾两虚，气血失和，无以奉养心神而致不寐。《诸病源候论·虚劳不得眠候》认为："虚劳或大病之后，脏腑尚虚，荣卫未和，故生于冷热，阴气虚，卫气独行于阳，不入于阴，故不得眠。"《类证治裁·不寐》曰："思虑伤脾，脾血亏虚，经年不寐"；又曰："惊恐伤神，心虚不安"。本证辨证要点除失眠外，患者还多伴心悸怔忡、健忘、自汗、体倦、嗜卧、少食、头昏眼花、面色萎黄，或脾虚不能摄血，致血溢脉外或妇人月经不调、月经量少，舌淡苔白，脉细无力等症状，细查之下，当不难鉴别。

冯师对此证常用归脾汤合生脉散加减，《医方考》云："五味入口，甘先入脾，参芪术草皆甘物，故用以补脾；虚则补其母。故以酸枣仁、龙眼肉、远志补心安神而补其母。治法上心脾同治，补其不足，以生气血，使气血调和，阴阳平衡从而神安得寐。"归脾汤心脾同治，但重点在脾；气血双补，重点在气；临床上冯师常合生脉散，因此方主要治在心，气阴同治，且方中五味子有宁心安神之效，合归脾汤有加强补益气血及安神之功。

此外，冯师治疗失眠常常加用夜交藤、龙齿、珍珠母、合欢皮等药。夜交藤养心安神，《饮片新参》谓："养肝肾、止虚汗、安神催眠"，唯剂量宜大方有效，冯师常重用30g。近代国医大师朱良春教授治疗失眠亦善用夜交藤，且常重用100g，疗效甚佳。合欢皮取其解郁安神，现代患者失眠多因工作压力大、思虑过度所致，合欢皮可使心肝安和，情志喜悦而收安神之效。龙齿、珍珠母为重镇安神之品，本例虽然本为虚，但在补虚为主的基础上少佐重镇安神之品，收标本兼治，临床可收速效。综上全方共用有益气补血、健脾养心安神的功效。

推之方药，其亦可选用天王补心丹或八珍汤等化裁，其原则不离益气补血、健脾养心原则。

　　失眠临床需详细辨证，不可一见失眠即用重镇安神之品。本例思之患者因工作原因致心脾两虚，前医予以金石之品以图重镇安神，不知脾胃之气既亏，岂可以金石之品更行克伐乎？脾胃之运化不行，如此大剂重镇之品入胃，更碍其气也，犯虚虚实实之误，终至脾胃运化失职，导致气血亏虚更甚。

　　对于失眠的治疗，冯师认为，除用药物治疗之外，还需注意患者的精神因素，劝其解除烦恼、消除思想顾虑、避免情绪激动、睡前不饮酒和浓茶等。每天应参加适当的体力劳动，加强体育锻炼，增强体质，养成良好的生活习惯，方能事半功倍。

第九节　气津两虚

消渴未必见消瘦，肾水不足乃是根

——消渴（脾肾气阴两虚）

> 张某，女，56 岁，2010 年 6 月 18 日就诊。患者素体肥胖，有糖尿病病史 13 年，平时饮食不太注意，尤其喜欢吃肥肉。一直用西药降糖药，血糖控制较好。近段时间因操劳过度，时感头晕，遂到医院就诊，查餐后血糖达 18.2mmol/L，尿糖+++，西医建议使用胰岛素治疗，因觉每天注射不方便，故求治于中医。诊见：头晕、心中烦躁难以入睡，倦怠乏力，口渴多饮，肢体麻木，舌红少苔而干，脉弱。

【辨证论治】

病性：消渴病的基本病机是阴虚为本，燥热为标，故本例患者见心中烦躁，口渴多饮，舌红少苔而干。然而患者又有头晕、倦怠乏力等气虚症状。故可定为气阴两虚证。肢体麻木者，为燥热日久，耗伤气阴，气血不能荣于肢末也。

病位：清·张志聪言："盖五脏主藏精者也，五脏皆柔弱，则津液竭而善病消瘅矣。"故五脏虚弱，皆能令人消渴。肾为阴阳之根本，患者阴津不足，则水不能上济心阳，则心火亢盛，故见心中烦躁，夜不能寐；素体肥胖，过食肥甘厚味，损伤脾胃，致脾胃运化失职，脾之清阳不升，则见头晕，乏力。故定位为肾与脾。

辨证属脾肾气阴两虚而致消渴病，治宜益气养阴，清热生津。拟六味地黄丸合生脉散、白虎加人参汤。

处方：熟地 30g　山萸肉 20g　怀山药 50g　丹皮 10g　茯苓 10g　泽泻 10g　五味子 10g　麦冬 15g　党参 30g　葛根 20g　天花粉 15g　黄芪 30g　石膏 50g　知母 15g　黄连 10g

嘱服 5 剂，每日 1 剂，适当控制饮食，每餐 6～7 分饱为佳。

二诊：上方 5 剂后，精神转佳，口渴多饮症状明显改善，昨日测餐后血糖最高仅 9.0mmol/L，今晨测尿糖+，消渴乃为慢性病，治疗需时日尔，效不更方，前方制成丸剂服用。

【本案提示】

病机	脾肾气阴两虚
病症	口渴多饮、心烦少寐、头晕乏力、舌红少苔而干等
方证	六味地黄丸合生脉散、白虎加人参汤加减
经验用药	葛根、花粉、黄芪、黄连

糖尿病是临床常见的慢性代谢性疾病，以血糖升高为特征，属于中医消渴范畴。但《内经》中以消瘅为正名，消渴为异名。唐·王冰注《素问·通评虚实论》曰："消，谓内消。瘅，谓伏热。"这与本病"阴虚燥热"病机相合。然后世医家治疗消渴多以"三消"论治，即"上消"在肺，"中消"在脾胃，"下消"在肾。如《医学心悟·三消》说："治上消者，宜润其肺，兼清其胃"；"治中消者，宜清其胃，兼滋其

肾"；"治下消者，宜滋其肾，兼补其肺"。然《石室秘录》说："消渴之证，虽有上、中、下之分，其实皆肾水之不足也。"冯师临证遵《石室秘录》之说，治疗消渴病多以滋阴固肾为主，兼治他证。

本例辨证属脾肾气阴两虚，故选用六味地黄丸合生脉散、白虎加人参汤加减治疗。六味地黄丸为滋阴补肾的要方。方中"三补"以滋阴，"三泻"以引热下行，正合消渴症之"阴虚燥热"病机。实验证明，泽泻、怀山药、地黄等均有降糖作用，用本方治疗糖尿病确有药理依据。冯师用怀山药每重用至50g，不仅因药理研究证实有降糖作用，更因本品平补肺、脾、肾三脏之阴，乃切中病机而用。国医大师邓铁涛教授亦称赞此品，在治疗糖尿病时常常重用 30~90g。人参、麦冬、五味子三药合用，一补一润一敛，益气养阴，生津止渴，一以滋肺阴，"肺为水之上源"，补肺阴即可滋肾阴；一以补脾气。张锡纯认为"消渴之证，多由于元气不升"，故方中加黄芪、葛根能升元气。而又佐以知母、花粉以滋阴清热，使之阳升而阴应，自有云行雨施之妙。石膏、黄连相合以清热，则热清而水自能生，现代研究也证明黄连有降糖作用。北京全小林教授善用黄连治消渴，常重用 30~45g，唯此药苦寒易伤脾胃，临证大剂量使用时需精密配伍，防止过于苦寒而导致胃气败坏。

推之方药，亦可选用《症因脉治》都气丸或《医学衷中参西录》玉液汤（怀山药、黄芪、知母、鸡内金、葛根、五味子、天花粉）或近代名医祝谌予治疗糖尿病经验方（怀山药、苍术、黄芪、玄参、生地、熟地、党参、麦冬、五味子、五倍子、生龙骨、生牡蛎）等加减。其总原则不离滋阴清热。

以往文献多将消渴病人描述为身体消瘦。冯师认为，文献中描述消渴患者多为身体消瘦，是因为那时人民生活水平低下，当消渴病初起时多未在意，及至口渴、多饮、多尿，身体消瘦等消渴病典型症状出现时才去就医。故当时临床所见消渴病人多为身体消瘦。但随着人民生活水平的提高，以及现代医学检验技术的提高对消渴病的早期发现，现在临床所见消渴病患者多为疾病早期，且通过西医控制血糖控制良好，患者形体多为肥胖，及至血糖控制不佳发展为中晚期才出现"三多一少"的典型症状。这正如《素问·通评虚实论》说："凡治消瘅、仆击、偏枯、痿厥，气满发逆，肥贵人，则膏粱之疾也。"《素问·腹中论》说："夫热中、消中者，皆富贵人也。"认为消瘅是肥胖的富贵之人所患疾病。现代社会消渴病人急剧增加，是因为随着人民生活水平的提高，长期过食肥甘，醇酒厚味，辛辣香燥，致使身体肥胖，"肥者令人内热，甘者令人中满，故其气上溢，转为消渴。"故临床上消渴病人未必出现消瘦。

第十节　虚热（阴虚）

昼夜皆有汗出证，究为何汗当合参

——汗证（阴虚火旺）

> 张某，男，49 岁，2010 年 9 月 15 日初诊。睡眠时汗出，一夜可连续汗出数次，每次常可湿透衣衫。每当睡前情绪激动、大怒、进食辛辣的情况下，汗出明显。汗出前常有皮肤灼热、心中烦热、时或轰然汗出等明显"发热感"。白天亦有汗出，不及睡眠时明显，小便色黄，舌红苔薄黄而乏津，脉细带数。

【辨证论治】

病性： 睡眠时汗出，中医谓之盗汗，白天汗出谓自汗，盗汗多责之于阴虚，自汗多责之于气虚，然本例患者盗汗、自汗皆有之，结合盗汗明显，汗出前有"发热感"为阴虚火旺表现；又久汗往往出现阴液亏虚，且气随汗泄，终至气阴两虚，再分析舌脉为阴虚火旺伤津表现。故病性为阴虚火旺，气津两伤。

病位： 经云："汗为心之液"，若肾阴亏虚不能上济心火，则心火独亢，致虚火伏藏于阴分，寐则卫气行于阴，助长阴分伏火，两阳相加，迫使阴液失守而盗汗。若伏火亢盛，气随汗泄，则白昼亦可汗出。综合分析病位在心肾。

辨证属阴虚火旺证，灼伤阴津，治宜滋阴降火，收敛止汗。方用当归六黄汤合生脉散加味：

处方：当归 15g　生地 10g　熟地 10g　黄连 5g　黄芩 10g　盐黄柏 10g　黄芪 20g　丹皮 10g　银柴胡 15g　煅龙骨 20g（先煎）　煅牡蛎 20g（先煎）　倒提壶 10g　北沙参 30g　五味子 10g　麦冬 10g　甘草 10g

嘱服 5 剂，每日 1 剂，忌辛辣上火之品。

二诊：服上方 5 剂后睡时汗已明显减少，心中烦热减轻，小便亦可。偶有轰然汗出的热感，舌质淡红，舌苔薄而乏津，脉细数。阴液得所滋养，伏火之势顿减，继以上方加减。

处方：当归 10g　生地 15g　熟地 15g　黄连 5g　黄芩 10g　盐黄柏 10g　黄芪 20g　地骨皮 15g　丹皮 10g　银柴胡 15g　倒提壶 10g　北沙参 30g　五味子 10g　麦冬 10g　甘草 10g

再服 5 剂，汗止而愈，继服知柏地黄丸以滋阴善后。

【本案提示】

病机	阴虚火旺，气津两伤
病症	睡眠或白天时轰然汗出、舌红而乏津、脉细等
方证	当归六黄汤合生脉散加味
经验用药	煅龙骨、煅牡蛎、倒提壶

汗证是人体阴阳失调、营卫不和、腠理开合不利而引起阴津外泄的病证。《素问·阴阳别论》有"阳加于阴谓之汗"之说。《丹溪心法·盗汗》："盗汗属血虚、阴虚。"《素问·痹论》云："盗汗者属阴虚，阴虚者阳必凑之，故阳蒸阴分则血热，血热则液泄而为盗汗也。"《景岳全书》曰："盗汗者，寐中通身汗出，觉来渐收。"可见，津液、血液亡失或久病伤

阴，则阴虚火旺，迫津外泄而见盗汗。心主血，肾藏精，烦劳过度，亡血失精，或邪热耗阴，阴精亏虚，肾水不足不能上济心火，虚火亢旺，阴精被扰不能自藏。而入睡时，卫阳入里，不能固密肌表，虚热蒸津外泄，故睡眠时汗出较多，醒后卫气复出于表，肌表固密，则醒后汗止。若虚火亢盛，汗出较多，则气随汗泄，终至气阴两虚，故可见白昼汗出。

病机明确，则遣方用药方准，针对阴虚火旺及气虚，选用《兰室秘藏》当归六黄汤，以滋阴泻火、益气固表，标本兼顾。该方证因肾水不足，不能上济心火，则心火偏亢，阴虚则火愈旺，火旺则阴液不守，蒸越外出，故见以盗汗为主的诸种阴虚火旺表现。方中当归、生地黄、熟地黄入肝肾而滋阴养血，阴血充则水能制火；盗汗因火旺迫阴，水不济火，故以黄连、黄芩、黄柏泻火除烦，含"苦以坚阴"之意，热清则火不能扰，阴坚则汗不外泄。由于汗出过多，表气不固，故倍用黄芪以益气实卫、固表止汗，又可合当归、熟地黄以益气养血。诸药合用，一是养血育阴与泻火除热并进，养阴以治本，泻火以治标，使阴固而水能制火，热清则耗阴无缘；二是益气固表与育阴泻火相配，育阴泻火为本，益气固表为标，以使营阴内守，卫外固密。

然冯师认为，"汗为心之液"，当归六黄汤虽有滋阴之品，但不及生脉散滋养心阴直达病所，且方中五味子有益气生津、收敛固涩止汗之功效，正切病机。此外，常在辨证方中加煅龙骨、煅牡蛎、倒提壶三味，煅龙牡收敛固涩，有较好的止汗作用。倒提壶为贵州中草药，民间皆用之止汗，特别是小孩多汗症，冯师治疗汗证多用之，常收良效。

推之方药，亦可选用知柏地黄汤、麦味地黄汤或大补阴丸（熟地、龟板、黄柏、知母）之类加减，总责不离滋阴降火止汗原则。

　　临床上，本证型容易误诊为气虚卫表不固证，特别是对于白天亦有汗出者，动辄使用桂枝汤或玉屏风散，方中温燥之品过多，有伤津助虚火之弊。

　　自汗证中以肺卫不固证型最为多见。如《疫疹一得·瘥后二十症》中指出："阳虚不能卫外而为固，则外伤而自汗；阴虚不能内营而退藏，则内伤而盗汗。"此型病因病机为素体薄弱，病后体虚，或久患咳喘，耗伤肺气。肺合皮毛，肺气不足之人，肌表疏松，表卫不固，腠理开泄而致自汗。此型患者症状是：白昼出汗较多，稍劳尤甚，大多平素易感冒，常自觉体倦乏力。肺气亏虚，肌表疏松，卫表不固，因而汗出较多且易感冒；动则耗气，气不摄汗，故汗出益甚，体倦乏力。但临床亦有肺气虚而见盗汗者，故不能全凭出汗时间来定论证型。正如《景岳全书·汗证》云："自汗盗汗亦各有阴阳之证，不得谓自汗必属阳虚，盗汗必属阴虚。"临床需要四诊结合详细审查。

热病后期气阴伤，益气养阴透热兼

——低热（气阴两虚发热）

> 陈某，男，30岁，2010年9月21日就诊。患者自诉两个星期前，因肺炎在西医门诊治愈后，每于入暮之后，觉全身烘热，烦躁，测体温大都不会超过37.5℃，在西医院给予药物及物理降温均无效，遂来求诊。刻下：低热，盗汗，白昼活动时亦有汗出，夜寐时偶有轻微咳嗽，口干，心烦失眠，倦怠懒言，舌红少苔，舌中有裂纹，脉细略数。

【辨证论治】

病性：患者为外感热病后低热，且有烦躁失眠，盗汗，口干，舌红少苔，舌中有裂纹，脉细数，此均热病伤阴后阴虚发热的表现；但除此之外，患者还有自汗（白昼汗出）、倦怠懒言的气虚表现。故可定为气阴两虚发热，而以阴虚为主。

病位：患者为外感热病愈后发热，伤及阴液，且气阴两虚，自汗、盗汗，中医谓"汗为心之液"；又睡时咳嗽及心烦失眠，可知病位为肺与心。

辨证属气阴两虚发热。治宜养阴透热，益气生津止汗。方选青蒿鳖甲汤合生脉散加味。

处方：青蒿20g　鳖甲20g（先煎）　知母15g　生地20g　丹皮15g　北沙参30g　五味子10g　麦冬15g　百合20g　当归15g　白芍30g　倒提壶10g　煅龙骨20g（先煎）

煅牡蛎 20g（先煎） 甘草 10g

嘱服 5 剂，水煎服，日 1 剂。忌辛辣、温燥之品。

二诊：药后体温正常，唯偶有哄热感，继以上方加减巩固疗效。

【本案提示】

病机	气阴两虚发热
病症	低热、心烦失眠、盗汗、自汗、口干、倦怠懒言、舌红少苔等
方证	青蒿鳖甲汤合生脉散加味
经验用药	煅龙骨、煅牡蛎、倒提壶

内伤发热以脏腑功能失调，气、血、阴、阳失衡为基本病机，早在《内经》即有关于内伤发热的记载。清·李用粹《证类汇补·发热》将外感发热以外的发热分为 11 种，其中阴虚发热和气虚发热就在其中。阴虚发热多在热性病病后，热伤阴液，阴液不足，则生虚热，临床除发热外，尚有盗汗表现。睡则汗出，醒则汗止的症状即为盗汗。盗汗同时也可进一步导致阴伤，阴越虚则热越盛，热越盛则阴更伤。如此循环往复，成恶性发展。阴虚则口干，少苔，脉细；热盛则心烦失眠，舌红，脉数。阴虚内热日久或程度过重，也会导致气耗。因为阴虚导致盗汗，汗出则气随汗外泄，再加上虚热最易耗气，而出现倦怠懒言、自汗等症状。故最终成气阴两伤之证。

冯师认为内伤发热辨证除了需要分清虚实外，亦需辨清病位。根据气、血、阴、阳的性质不同，我们在辨证上很容易分清具体为何虚。五脏六腑功能失调都能导致内伤发热。临床上虽辨清病性即可确定治疗大法，设立具体基础方，但是如此治疗，虽会有疗效，其效果必定会差强人意。故辨清病性后，亦需分清病位。在基础方的基础上针对病变脏腑加减用药，如此才能有的放矢。

本例患者辨证属气阴两虚，故选用《温病条辨》青蒿鳖甲汤合《医学起源》生脉散治疗。青蒿鳖甲汤养阴透热，然冯师认为，"汗为心之液"，青蒿鳖甲汤虽有滋阴之品，但不及生脉散滋养心阴直达病所，且方中五味子有益气生津、收敛固涩止汗之功效，正切病机。本例病位在肺，故易人参为北沙参，再加滋养肺阴、清肺热之百合、麦冬。煅龙骨、煅牡蛎、倒提壶是冯师治疗汗证的常用药物，其中倒提壶为贵州中草药，民间皆用之止汗，特别是小孩多汗症，冯师治疗汗证多用之，常收良效。

如此治疗，气阴得补，虚热得清，汗出得止，且气阴双补而以补阴为主。

推之方药，亦可选用《温病条辨》大定风珠（生白芍、阿胶、龟板、鳖甲、生地、五味子、牡蛎、麦冬、鸡子黄、炙甘草）或加减复脉散之类。其治疗原则不离滋阴为主，佐以清虚热之品。

本例阴虚证不适合用清骨散治疗。清骨散是治疗肝肾阴虚、虚火内扰证。本例虽有内热证，但仍以阴液亏虚为主，而清骨散大队使用银柴胡、胡黄连、地骨皮、知母等，以清为主；且清骨散病位主要在肝肾，本例病位在心与肺，故冯师选用重在滋养心肺之阴的清蒿鳖甲汤合生脉散。

第十一节 虚寒（阳虚）

丹田不暖鸡鸣泻，温肾勿忘兼健脾

——五更泄泻（脾肾阳虚）

> 张某，女性，58岁，工人，2010年10月7日初诊。自诉晨泻3年，每天早晨5点左右腹部作痛，肠鸣即泻，泻后痛缓。近2年因工作劳累而加重，特别在进食生冷食品后明显。每日黎明时分大便少则两次，多则四五次，泻后稍安，小腹常冷痛隐隐，腰骶部酸冷。曾在西医院做纤维结肠镜检查诊断为慢性结肠炎，服用多种中西药物治疗，效果不佳。3年来反复发作，多次就诊疗效甚微，颇以为苦，腰膝酸软，腹部隐痛，喜温喜按，四肢不温，四肢倦怠，纳差，小溲正常。舌淡胖，苔白，脉沉。

【辨证论治】

病性： 五更小腹隐痛作泻、腰酸、四肢倦怠、纳差，为一派虚证表现；除此之外，其小腹冷痛隐隐，腰酸觉冷，甚或遇热则舒，四肢不温，知其为阳气不足以温煦所致。结合舌脉定其病性为阳虚证。

病位： 腰膝酸软，经云："腰为肾之府。"《医宗必读·泄证》谓："肾泄者，五更溏泄，久而不愈，是肾虚失闭藏之职也。"故有肾脏病变。纳差、四肢倦怠为脾虚失运之表现，诚如龚延贤《寿世保元》言其病机："脾胃虚弱，清晨五更作泻，或全不思饮食，或食而不化，大便不实，此肾泻也。"故综合分析其病位在脾肾。

辨证属脾肾阳虚，清阳不升，治宜温肾助阳，健脾止泻。方用四神丸合香砂六君加减。

处方：肉豆蔻10g　吴茱萸5g　五味子10g　补骨脂15g　党参30g　白术15g　茯苓30g　法夏15g　陈皮15g　白芍20g　益智仁10g　砂仁10g（后下）　当归10g　升麻10g　高良姜10g

嘱服5剂，每日1剂，忌生冷、油腻滑肠之品。

二诊：5剂后晨泻即止，大便次数减为每日1~2次。药后症减，前方加减继进5剂。药后大便基本恢复正常，自觉症状减轻，体力恢复，面色转红。为巩固疗效续服四神丸、香砂六君子丸半月，诸症悉除如常人，随访至今未复发。

【本案提示】

病机	脾肾阳虚
病症	五更泄泻、腹痛隐隐、泻后神疲、腰酸畏冷、四肢倦怠、纳差、脉沉细等
方证	四神丸合香砂六君子汤加减

五更泄泻又名肾泻，指在黎明前腹泻。历代医家治五更泻，从脾肾阳虚立论。其肾虚者，《医贯》中说："今肾即虚衰，则命门之火熄，火熄则水独治，则令人多水泻不止……盖肾属水，其位在此，于时为寅子，五更之时，正寅子水旺之秋，故特甚也。"林珮琴《类证治裁·泄泻》云："肾中真阳虚而泄泻者，每于五更时，或天将明，即洞泻数次。此由丹田不暖，所以尾闾不固，或先肠鸣，或脐下痛，或经月不止，或

暂愈复作，此为肾泻。"故本病之根本在于肾阳虚损。

其脾虚者，《景岳全书》指出："泄泻之本，无不由于脾胃。盖胃为水谷之海，而脾主运化，使脾健胃和，则水谷腐熟而化气化血，以行营卫。若饮食失节，起居不时，以致脾胃受伤，则水反为湿，谷反为滞，精华之气不能输化，乃至合污下降，而泻痢伤矣。"肾阳虚的患者，如果脾阳不虚，是不会发生泄泻的，如《实用中医内科学》中说："肾阳虚衰，不能温煦脾土，脾土不得命门温煦，则必致脾阳虚衰。"因此五更泻虚证者以脾肾阳虚为主。

用药上，四神丸为历代治疗五更泄泻属脾肾阳虚的代表方，如《医学三字经》云："脾肾泻，近天明；四神服，勿纷更。"临床上冯师亦多用之。然冯师认为四神丸健脾之力不足，脾胃为后天之本，脾胃运化失职则机体阳气不能恢复，而泄泻亦难以痊愈，故常合香砂六君子汤健脾和胃，临证用之确比单用四神丸效果为佳，此乃辨证准确也。

推之方药，其固肠止泻方亦可选用真人养脏汤、桃花汤等；其补脾胃方亦可选用补中益气汤、参苓白术散等，其原则不离温肾健脾止泻。

五更泻虽发于黎明，但其病机多端，绝非脾肾阳虚一端所能概之。正如明·秦景明《症因脉治》云："五更泄泻，多属肾虚，然亦有酒积、寒积、食积、肝火之不同。"腹泻属于脾病，脾属土，与肝的关系最为密切，脾胃升清降浊与肝的疏泄功能是密不可分的。《张聿青医案》所云："肝病亦有至晨而泄者，以寅卯属木，木气旺时，辄乘土位也。"若情志不调，肝失疏泄，则郁而乘脾，脾失运化而泄泻。如秦景明言："或恼怒伤肝，肝气拂逆，或积热存内，肝胆不宁，肝主疏泄，木旺寅卯，至五更旺之时，则肝火发泄而泻作矣。"这类患者的泄泻每因抑郁恼怒，或情绪紧张之时发生肠鸣、腹中攻窜作痛，随即而泻，泻之则气机稍畅，故泻后腹痛减轻。由于病机不同，故治疗亦不同，证属肝旺乘脾，既要泻肝又要补脾，方如痛泻要方等。

由此观之，五更泄不都是由肾虚所致，肾虚引起的泄泻也不可能都泻在五更，可以在白天，也可以在晚上。仅凭泻在何时而作为泄泻病的辨证依据是不够的，故为医者临证不可一叶遮目而不见泰山，执脾肾阳虚之一端，以偏概全，千篇一律，而忘中医辨证论治之特色，以致犯虚虚实实之大忌。治疗上也不可囿于陈规，泥于套法，必须审因论治，知常达变，把握本质病机，有其证便用其药。这样才能彰显中医特色，提高临床疗效，而获克疾制胜之功。

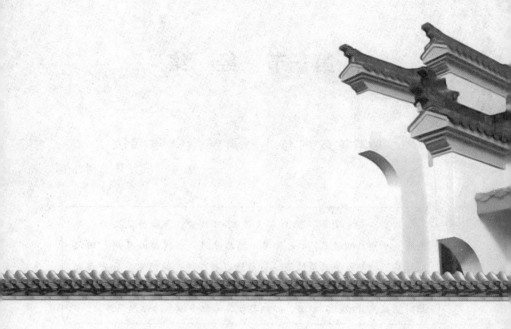

第二章　病　位

第一节 经 络

头痛首分内与外，再辨病性与病位
——头痛（肝经风热阻络）

> 刘某，女，40岁，2010年5月17日就诊。患者为某公司业务主管，平素应酬较多，4天前因饮酒后受风，出现前额及两太阳穴处疼痛，初起以为只是饮酒过多所致，未在意。然迁延多日头痛未止，且疼痛部位转移至巅顶，遂来就诊。刻下：巅顶疼痛，尤以晨起时明显，背酸痛，口苦，心烦喜饮，舌红少津，脉弦数而浮。

【辨证论治】

病性：头痛辨证首先应分清外感还是内伤头痛。患者饮酒后受风，头痛4天就诊，且尚有背酸痛、脉浮等外感证表现，可知为外感头痛。又"风为阳邪"，酒乃湿热之性，患者口苦、心烦喜饮、舌红、脉弦数为风邪化热表现。综合观之，此为外感风邪化热阻滞经络。

病位：巅顶为足厥阴肝经循行所过部位，且患者有口苦、脉弦浮等肝经风热内扰的表现。故定位为外感表证、邪阻肝经。

辨证属风热头痛，治宜清热祛风，通络止痛。拟芎芷石膏汤加味。

处方：川芎15g　白芷15g　生石膏50g（先煎）　薄荷

10g　蔓荆子 10g　藁本 10g　菊花 10g　芦根 20g　天麻 20g　焦山栀 10g　知母 15g　甘草 10g　黄芩 10g　僵蚕 10g　桔梗 10g

3剂，每日 1剂，嘱其勿当风，禁饮酒，忌肥甘厚腻食物。

【本案提示】

病机	肝经风热头痛
病症	巅顶头痛、背酸痛、口苦、心烦喜饮、舌红、脉弦浮等
方证	芎芷石膏汤加味
经验用药	僵蚕、天麻

《医宗必读·卷之八》说："头为天象，六腑清阳之气，五脏精华之血，皆会于此。故天气六淫之邪，人气五贼之变，皆能相害，或蔽覆其清明，或瘀塞其经络，与气相薄，郁而成热，脉满而痛。若邪气稽留，脉满而气血乱，则痛乃甚，此实痛也。"故外感头痛多为六淫之邪上扰清空，壅滞经络，络脉不通，"不通则痛"。"高巅之上，唯风可到"，故外感头痛以风邪为主，且多夹他邪，如寒、热、湿等，夹寒则恶风畏寒，苔薄白，夹湿则肢体困重，苔白腻。然本例患者，心烦喜饮，舌红，脉浮数，皆为风热之象。在处方上宜选芎芷石膏汤加减。

芎芷石膏汤出自《医宗金鉴》，为风热头痛而设。其中薄荷、蔓荆子、菊花、白芷等为辛凉疏风而止头痛之药；因患者心烦喜饮，舌红少津，故重用石膏，配合知母、芦根清热生津，黄芩、山栀子清热泻火，其中石膏、知母乃仿白虎汤之意，山栀子有清心除烦之功。如此谴药处方符合风热头痛治疗之大旨。

　　但是对于头痛的辨证不单纯是辨清其寒热、阴阳、虚实、表里就可效如桴鼓。头为诸阳之会，手足三阳经、厥阴经都循头面，由于受邪之脏腑经络不同，头痛之部位亦不同，临床潜药处方时亦需加用引经之药。《灵枢·经脉》："肝足厥阴之脉……连目系，上出额，与督脉会于巅。"结合患者口苦、脉弦，可知此为厥阴头痛。用川芎者，乃因川芎是治疗各种头痛的要药，张元素称其"上行头目，下行血海，能散肝经之风，治少阳厥阴经头痛，及血虚头痛之圣药也。"天麻入肝经，有祛风通络之功效，《本草汇言》曰："主头风，头痛。"《用药法象》曰："疗大人风热头痛。"故冯师习用天麻以止头痛，且有引药入经之效。僵蚕辛平归肝经，有祛外风、散风热、止痛之功，《本草纲目》谓其"散头风"，《证治准绳》亦用白僵蚕散治疗肝经风热上攻。

　　推之方药，亦可选用《伤寒六书》柴葛解肌汤加减（柴胡、葛根、黄芩、羌活、白芷、白芍、桔梗、石膏、甘草、生姜），《伤寒六书》制此方"治足阳明胃经受邪"，然本方为三阳兼治之方，故在临床亦可根据情况加减运用。

　　本证型临床易误诊为肝阳头痛而用天麻钩藤饮治疗。然肝阳头痛为内伤头痛，无外感之征；而风热头痛为外感头痛，必有外感证据可抓。病因不同，其治法、方药上固然不同，不可混淆，如此才能药到病除。

上齿下齿皆是痛，不必拘泥胃与肠

——牙痛（阳明胃经火盛）

> 王某，男，56岁，2009年10月6日初诊。右上列牙痛2天，伴牙龈红肿。患者平时嗜食辛辣、油腻酒肉之品。两日前晚餐吃麻辣火锅后，即感觉咽干口燥，饮冷水以后稍有缓解，未引起重视，昨日出现牙痛剧烈难忍，遇冷、热均加剧，牵引右侧头痛，面颊疼痛，烦躁失眠，自行口服栀麦清火片，效果欠佳。今日晨起之后，发现牙痛更甚，右侧牙龈红肿而痛，并伴有口干渴、小便黄，大便秘结，2天未行。舌红，苔薄黄，脉数。

【辨证论治】

病性：牙痛剧烈，牙龈红肿，口干渴，小便黄，大便秘结，为一派热证表现；除此之外，患者好食辛辣及酒肉，故肠胃积热，郁久化火，再结合舌脉，均为火热之邪致病特点。

病位：十二经脉中，手阳明大肠经入下齿，足阳明胃经入上齿，无论风热外袭还是胃火炽盛，火邪循经上炎均可引起牙痛。冯师在《中医内科鉴别诊断要点》一书中对牙痛病位做过一番阐述，认为胃火牙痛并不独见于上齿，上下齿皆可罹患，因此本病不必拘泥于胃和大肠之分，只要见症相同，治疗原则上没有区别，因此没有必要严格上区分上牙属胃、下牙属大肠。

辨证属阳明胃经之火炽盛。治宜清热泻火，消肿止痛，拟玉女煎易熟地为生地加味。

处方：生地 30g　玄参 20g　麦冬 15g　生石膏 50g（先煎）　知母 15g　怀牛膝 15g　丹皮 15g　紫草 15g　黄连 10g　焦栀子 10g　白芷 15g　细辛 5g　生大黄 5g（后下）木通 10g　甘草 10g

嘱服 3 剂，每日 1 剂，忌辛辣、饮酒及肥甘厚味之品。

二诊：诉服 2 付药后大便得通，牙龈肿痛大减，3 剂尽后牙已不痛，小便色淡黄，大便通畅，阳明经之火毒得泻，故而齿痛得愈，嘱注意清淡饮食，保持大便通畅。

【本案提示】

病机	阳明胃经火盛
病症	牙龈红肿疼痛、口干、大便干等
方证	玉女煎易熟地为生地加味
经验用药	黄连、生大黄、白芷、细辛

牙疾齿痛发病原因较多，其发作之缓急久暂及全身症状亦各不同，其局部表现亦有不同，常见有动摇、痈肿、糜烂、宣露、疏豁、变色、蛀洞、枯落等损害。分析其病因病机不外风、火、虫、虚四大证。

从病位来说，《灵枢·经脉》云："胃足阳明之脉，起于鼻，交颍中，旁约太阳之脉，下循鼻外，入上齿中。""大肠手阳明之脉，起于大指次指之端，其支者，从缺盆上颈，贯颊，入下齿中。"中医基础理论认为："肾主骨，齿为骨之余。"因此主要部位在胃、大肠、肾。中医理论认为本病是因外感风邪，侵袭阳明经络，郁而化火，或因素体火盛，过食辛、辣、热物，致胃火循经上炎而疼痛，或肾阴不足虚火上炎所致。当然，对于虫牙则另当别论。

冯师对实证之牙痛多用玉女煎易熟地为生地加味，方出《景岳全书》，原为张氏治疗吐血冲气上逆之方，清代用以治疗阴虚胃火炽盛之齿痛。冯师在临床中观察，发现牙痛症虽有风火牙痛、胃火牙痛、虚火牙痛之分，但其共性乃火邪上攻。玉女煎以石膏、知母清胃以泻阳明有余之实火，生地、麦冬滋肾以降少阴不足之虚火，牛膝导热下行，以降上炎之火，易生地者加强清热作用，诸药配伍共奏清胃泻火之功。本例病患者平素嗜食辛辣烟酒，素体偏热，又食辛辣之物，从而使得胃肠所积聚之热，郁而化火，毒循经上攻于齿及面部所致。用本方正切合其病机。

在经验用药上，常加黄连、生大黄、白芷、细辛。黄连归胃、大肠经，有较强清胃热作用，临床多用于胃火炽盛所致的多种病症，如胃火牙痛、牙龈红肿、牙龈或胃出血等；生大黄能通腑，使胃热从大肠而走，用于里热证，无论有无便秘都可运用；白芷、细辛二味为辛温之品，而本证为火热炽盛，为何反而加用辛温之品？一来取其反佐之意，防苦寒之品伤胃，二来白芷、细辛归胃经，能引药归经，且有很好的止痛功效，特别是细辛，民间常用细辛口含治疗牙痛。尽管有辛温之性，但配伍大剂苦寒之石膏、黄连等则无温燥之弊，且用量小，并无助热之弊。

推之方药，亦可选用泻心汤或《脾胃论》清胃散（生地、当归、丹皮、黄连、升麻）等加减，其总原则不离清热泻火。

临床上，此证型易误诊为阴虚牙痛而选用知柏地黄汤，尽管此方亦有清热之品，但其清热之力恐不能胜火毒之邪，且滋腻之品可助长郁热。

肾主骨，齿为肾之余。肾阴虚则虚火易于升动，故牙齿露而动摇，多有齿龈萎缩、牙根暴露、牙齿易于松动的表现，且阴虚牙痛多呈慢性过程，以反复发病为特点。

风为阳邪袭阳位，祛风通络治口歪

口僻（风热上扰胆胃二经）

> 郭某，女，45岁，2010年7月20日就诊。今早起床后自感左侧面部不适，嘴角右歪，左眼闭合不全。恐为中风病，遂来求诊。刻下：左侧面瘫，嘴向右歪，不能鼓气，左眼闭合不全，眼眶外侧有跳动感，不能皱额蹙眉，迎风流泪，耳后稍感疼痛，心烦躁，咽痛，口苦，舌尖红，苔薄白，脉浮微数。

【辨证论治】

病性：面瘫之病，总由风邪阻于头面经络所致，因"风为阳邪，易袭阳位"，而"头为诸阳之会"。然"风为百病之长"，易夹他邪致病。患者伴心烦急躁，咽痛口苦，舌尖红，是风热之象，故定其病性为风热之邪致病。

病位：足阳明之脉挟口环唇，布于头面；足少阳之脉，起于目锐眦，上抵头角，下耳后。故定位为胃经和胆经。

辨证属外感风热之邪侵袭胃、胆二经，经脉受阻，故见口眼㖞斜。治宜清热祛风通络。拟小柴胡汤合牵正散加减。

处方：荆芥10g　防风10g　白附子6g（先煎）　全蝎5g　钩藤15g　白芍15g　僵蚕10g　天麻15g　板蓝根20g　柴胡15g　黄芩15g　甘草10g

嘱服5剂，每日1剂，忌辛辣、饮酒及肥甘厚味之品。

【本案提示】

病机	风热之邪上扰胆胃二经
病症	口眼㖞斜、耳后疼痛、口气热臭、口苦咽干、心烦躁等
方证	小柴胡汤合牵正散加减

　　面瘫在中医又称"口僻"，俗称"吊线风"、"吊悬风"，是外邪侵袭，脉络阻滞而发病。大量文献记载此病多属阳明，并与手足太阳经有关，并未提及足少阳经与面瘫的关系。如《医部全录》曰："凡半身不遂者，必口眼㖞斜，亦有无半身不遂而口眼㖞斜者……多属阳明经病。"然冯师认为面瘫在全部病程的不同时期病机特点并不相同，应采取不同的治疗方法。尤其在疾病初期，若单纯以阳明病论治，其临床效果不好。冯师通过长期临床发现，在本病初期以少阳阳明立论治疗面瘫，往往能取得满意疗效。

　　本例辨证属外感风热之邪上扰头面，故选用《伤寒论》小柴胡汤和《杨氏家藏方》牵正散。小柴胡汤为仲景和解少阳的基本方，无论少阳本病、少阳太阳合病、少阳阳明合病还是三阳合病，多从小柴胡汤论治。患者心烦无呕吐，故遵仲景意，去半夏；胆经风火内盛，故去人参等助阳之品。牵正散"治口眼㖞斜"，祛风通络止痉。荆芥、防风引邪外出，微温不烈，药性和缓，为"风药之润剂"；板蓝根清热解毒，与西医"特发性面神经麻痹、面肌痉挛多与病毒感染有关"的论述相合；白芍者，养血敛阴，既为风火而设，亦可防止诸辛散药耗散阴血。冯师以"少阳阳明面瘫"立论，辨证加减，临床每每取效。

　　冯师认为面瘫之辨证首先需辨明病位。《灵枢·经脉》马蒳注云："足阳明之筋……挟于口，合于目下之，结项下之鼻中……及其为病，则上引缺盆及颊，为猝然口歪而僻，其目当不合而开。""其筋若急，则口与目皆为喎僻，其目眦亦急，不能猝然视物。"《灵枢·经脉》："胆足少阳之脉，起于目锐眦，上抵头角，下耳后……其支者，从耳后入耳中，出走耳前，至目锐眦后。"《灵枢·经别》："足少阳之正，以上挟咽，出颐颔中，散于面，系目系，合少阳于外眦也。"且面瘫初期常见症耳后疼痛部位为乳突区，此处只有少阳经脉分布。由此可见，面瘫的发病部位常与足阳明胃经和足少阳胆经有关，是这些经筋、经脉的病变之一，故而出现面部一系列症状。

清·柯韵伯云："盖口、咽、目三者，不可谓之表，又不可谓之里，是表之入里、里之出表处，所谓半表半里也。三者能开能阖，开之可见，阖之不见，恰合枢机之象，故两目为少阳经络出入之地。苦、干、眩者，皆相火上走空窍而为病也。"胆为中正之官，内藏相火，风火相煽，加之外感风热之邪，则易动相火，相火上炎，阻于头面经络，经隧不利，筋肉失养，则迟缓不用；无邪处，气血运行通畅，筋肉相对而急，缓者为急者牵引，故口眼喎斜。

临床上，面瘫需与中风鉴别。面瘫多突然发病，绝大多数患者无高血压史，病前无明显特征，有的常有吹风受凉或劳累史，以单纯性一侧面颊筋肉弛缓、口角歪斜为主症，无半身不遂、神志不清等症状，病位在外在表；中风之口眼喎斜不累及额纹，并有肢体瘫痪症状，严重者有意识丧失、不能言语诸症。

此外，本病临床常配合针灸治疗，其治疗以局部取穴为主。本例外感风热之邪所致，故选曲池、合谷疏泄风热；局部取四白、阳白、颧髎、颊车、地仓、翳风等，平补平泻，活血通络，疏调经筋。如此针药并用，取效神速。

谨守《内经》十九条，诸痛痒疮皆属心

——口疮（心经火盛）

王某，女，44岁。于2009年5月16日初诊。反复口腔溃疡半年。近半年反复出现口腔多发性溃疡，发时口腔内同时多个溃疡，局部灼热，讲话或进食时疼痛更甚，以致不思饮食，数月来体重下降10余斤，每月发作1~2次，重则无明显间歇期，甚感痛苦。在西医院检查排除系统性红斑狼疮等结缔组织疾病，最后诊断为口腔溃疡。经冰硼散、锡类散、维生素等治疗，屡治不效。诊见口渴面赤，胸中烦热，失眠，小便赤涩，口疮周围红肿，舌尖红，苔薄黄，脉细微数。

【辨证论治】

病性：反复口疮，中医多责之于阴虚火旺，但观此患者口渴面赤，胸中烦热，小便黄赤，口疮周围红肿，为一派实热证表现；再结合舌尖红，苔薄黄，亦为里热指征；故判断其病性为火热之邪致病。

病位：《内经》病机十九条记载："诸痛痒疮，皆属于心。"中医基础理论认为"心开窍于舌"，心经积热，则循经上攻于口而发口疮。患者胸中烦热、失眠等为心经火热旺盛表现，且心与小肠相表里，心经火热下移小肠则见小便赤涩，因此其病位在心经。

辨证属心火炽盛，火热上炎，治宜清心利水，清热生津，拟导赤散合玉女煎加味。

处方：生地20g　木通10g　竹叶10g　生石膏30g（先煎）知母15g　怀牛膝15g　玄参20g　麦冬15g　丹皮15g　紫草15g　黄连10g　焦栀子10g　藿香10g　佩兰10g　莲心10g　甘草10g

嘱服3剂，每日1剂，忌辛辣、饮酒及肥甘厚味之品，同时注意口腔卫生。

二诊：诉口疮疼痛减轻，溃疡面积缩小，进食量增加，小便通畅。效不更方，仍守前方，续服3剂，症状基本消失，能正常饮食，睡眠、精神正常。嘱平日多进新鲜蔬菜、水果，保持大便的通畅。

【本案提示】

病机	心经火盛
病症	口疮、胸中烦热、小便黄赤、口干等
方证	导赤散合玉女煎加味
经验用药	黄连、莲心、藿香、佩兰

中医在古代文献中有关口疮的论述如："口疮者，心脾有热，气冲上焦，熏发口舌，故作疮也。""胃气弱，谷气少，虚阳上发而为口疮。"口疮发生于口腔，而口腔与脏腑有密切的联系。脾开窍于口，心开窍于舌，肾脉连咽系舌本，两颊及齿龈属胃与大肠，牙齿属肾，任、督等脉均上络口腔唇舌，因此，治疗口疮应与整体联系起来。

其发病主要责之为火，火有虚实之分，实火口疮由于外感风热之邪或暴饮暴食、过食肥甘、辛辣、煎炒和嗜酒等损伤脾胃，内蕴化热；或思虑过度，所思不遂，致使心脾伏热，郁久化火，循经上窜，熏蒸于口而致口疮。阴虚火旺者，素体阴虚或热病、大病后期，真阴乏竭，亦有因疾病迁延难愈，反复发作，耗伤真阴，引起肾水不足，难以济火，命门之火失去维系，致虚火妄动，浮游于上，循经上扰咽喉而入口舌引起病变；或因肝失调达，气郁不畅，日久营阴暗耗，肾阴亏损，以致水不涵木，阴虚火升而致本病。

综上所述，引起口疮的病因、病位繁多，诚如《杂病源流犀烛·口齿唇舌病源流》云："脏腑积热则口糜，口糜者，口疮糜烂也，心热亦口糜，口疮多赤；肺热亦口糜，口疮多白；膀胱移热于小肠亦口糜；三焦火盛亦口糜；中焦气不足，虚火上泛亦口糜；服凉药不效，阴亏火泛亦口糜；内热亦口糜。"冯师认为，尽管病因病机繁多，主要还是辨清虚实，虚实辨清则处方用药方准，不至于南辕北辙。

本例患者辨证属心经热盛，根据舌乃心之苗，手少阴之经通于舌，心火炽盛，邪热循经上炎等相关理论，以清心泄热、益气养阴为法，方选《小儿药证直诀》导赤散为主。方中生地、木通、竹叶、甘草为导赤散原方。木通苦寒，入心、小肠、膀胱经，为君药，有清心降火、利水通淋之功；生地黄甘凉，入心、肾经，为臣药，有清心热、凉血滋阴之功；竹叶甘淡，入心、胃、小肠经，有清心火、引热下行之功；生甘草梢能调和诸药，且可防木通、生地之寒凉伤胃，为方中佐使。

冯师临床还观察，此类患者多因恣嗜辛辣、肥甘厚味等而发病。脾开窍于口，其华在唇，而胃与脾相表里，故常用玉女煎清脾胃之热，二方合用，共奏清热凉血、养阴泻火之功。

在经验用药上，加黄连既可泻心火，又能清泻胃火，现代药理研究证实其有广泛抗菌作用，对金黄色葡萄球菌、溶血性链球菌等均有抑制作用；莲心归心、肾经，清心火最佳；至于藿香、佩兰者，冯师认为口疮患者往往口内臭气熏人，此二药取其芳香化浊之效，临床用之确能芳香醒脾，促进口疮愈合。

推之方药，亦可选用泻心汤、《脾胃论》清胃散（生地、当归、丹皮、黄连、升麻）或《太平惠民和剂局方》清心莲子饮（黄芩、麦冬、地骨皮、车前子、石莲肉、茯苓、黄芪、人参）等加减，其总原则不离清热泻火。

临床上，此证型易误诊为阴虚火旺之口疮而选用知柏地黄汤或封髓丹，尽管此方类亦有清热之品，但其清热之力不足，且滋腻之品可助热生火。

第二节　表　里

证型不明该如何，辨证辨病需结合

—— 头痛（风寒头痛）

> 张某，女，41 岁，2010 年 7 月 3 日就诊。诉头痛反复发作有 5 年多，以枕部为主，每因经期来时或劳累或感冒而发作。曾行头颅 CT 检查未见明显异常，西医诊断为血管神经性头痛，予氟桂利嗪等药后头痛暂可缓解。此次发作因受凉而引起，整个后枕部疼痛，受风后为甚，常有枕部拘急收紧感，服氟桂利嗪 3 日未见疗效，食欲稍减，苔薄白，脉浮，略有缓象。

【辨证论治】

病性： 头痛日久者多为虚证，然而患者此次起病的诱因是受凉，且当风时头痛更甚，综合患者枕部拘急收紧、苔薄白、脉浮，可判断为风寒头痛。

病位： 头痛病位在头无需质疑，但此患者兼有外感风寒表证的症状，故病位在表。

辨证属风寒头痛，治宜疏散风寒，活血通络止痛。拟川芎茶调散加减。

处方： 川芎 15g　荆芥 10g　防风 10g　细辛 5g　白芷 10g　薄荷 10g　羌活 15g　当归 15g　白芍 20g　熟地 20g　天麻 20g　僵蚕 10g　黄芪 20g　甘草 5g

嘱服 5 剂，每日 1 剂，忌生冷、饮酒等，避免当风受凉。

【本案提示】

病机	风寒头痛
病症	枕部拘急疼痛、恶风、苔薄白、脉浮
方证	川芎茶调散合四物汤加减
经验用药	天麻、僵蚕

头痛的辨证要点，首先应辨清是外感头痛还是内伤头痛，这点已在"风热阻络头痛"中分析过了。

本方为风寒外袭，上犯巅顶，凝滞经络而至疼痛，故选用《太平惠民和剂局方》川芎茶调散。本方以川芎为君药，川芎辛温香窜，为血中气药，上行头目，为治诸经头痛之要药。《丹溪心法·附录》中云："头痛须用川芎，如不愈各加引经药。"《医方集解·发表之剂》说："此足三阳药也。羌活治太阳头痛，白芷治阳明头痛，川芎治少阳头痛，细辛治少阴头痛，防风为风药卒徒，皆能解表散寒。头痛必用风药者，以巅顶之上，惟风可到也。"张锡纯认为凡人身内外有疼处，皆其气血痹而不通，且"治风先治血，血行风自灭"，故冯师在此病例中加用四物汤，其中熟地、白芍阴柔补血之品与辛香之当归、川芎相配，动静相宜，补血而不滞血，行血而不伤血。"邪之所凑，其气必虚"，与黄芪合用，补养气血，则正气旺盛，气血自能流通。冯师对于头痛疾病，习用天麻、僵蚕，其一，二药祛风通络且能祛寒痰；其二，善入头窍而引药上行。

如果寒邪侵袭厥阴经脉，症见巅顶头痛，干呕，吐涎沫，苔白，脉弦者，方用吴茱萸汤加减治疗；如果寒邪客于少阴经脉，症见头痛，足寒，气逆，背冷，脉沉细，方用麻黄附子细辛汤加减。

头痛的辨证较为复杂，特别是症状不典型的患者更是让医者一头雾水。冯师对头痛的辨证，认为其病因病机属本虚标实。本虚者为气血阴阳亏虚；标实者，不外风、火、痰、瘀四端。对于典型的病例，风邪致头痛者用川芎茶调散，风热致头痛者用芎芷石膏汤，痰浊致头痛者用半夏白术天麻汤，瘀血致头痛者用通窍活血汤。理论易懂，但在临床上，有些头痛病人，除头痛外，余无他症，其寒热、虚实、阴阳、痰瘀等均不明显。对于此类病人，冯师根据"风为百病之长"，"高巅之上，惟风可到"，"风为阳邪，易袭阳位"，而头又为"诸阳之会"，因而从风邪论治，方选川芎茶调散为主。同时，中医认为"正气存内，邪不可干"，"邪之所凑，其气必虚"，以及"治风先治血，血行风自灭"这些理论，采用川芎茶调散合四物汤加减治疗。再随症加减，用之于临床，每每取得佳效。此乃辨证与辨病相结合的体现。

《内经》湿胜则濡泄，治在利水实大便

——泄泻（外感寒湿）

> 丁某，男，40 岁，2010 年 11 月 25 日初诊。诉走亲夜宿，因被子较薄，感受风寒，晨起即呕吐，不欲饮食，下午回家后肠鸣腹痛，腹泻急迫，如水样便，当晚腹泻 4 次，无便血，大便无明显恶臭，后几次腹泻见泡沫状水样便，伴有畏寒，无发热，口不渴，小便量少，色微黄，舌淡，苔白腻，脉沉细无力。

【辨证论治】

病性：患者外感寒湿之邪，寒湿直入胃肠，则影响中焦运化，升降失调，清浊不分，故有恶心呕吐，腹痛腹泻；泡沫状水样便，伴有畏寒，无发热，口不渴等症状均为寒湿之邪致病的临床表现；畏寒为外感表邪之征，故其病性为寒湿为患，兼有表邪未解。

病位：恶心呕吐、不欲饮食为寒湿之邪直中胃腑表现，胃为中焦之腑，寒湿之邪亦可影响中焦运化水湿，中焦运化不及，水湿之邪下注大肠则为泄泻；同时兼有表邪未解，故综合分析其病位主要在胃肠及卫表。

辨证属外感寒湿，内伤胃肠；治宜解表化湿，理气和中。方用藿香正气散加减。

处方：藿香 15g　苏梗 15g　厚朴 15g　苍术 15g　陈皮 15g　法半夏 15g　茯苓 30g　白芷 10g　大腹皮 10g　广木

香 10g　砂仁 10g（后下）　白芍 20g　乌梅 10g　焦山楂 20g　神曲 10g　甘草 10g

嘱服 3 剂，每日 1 剂，忌生冷、油腻滑肠之品，注意保暖防寒。

后患者因咳嗽就诊，谓当时服 2 剂呕吐即停止，泄泻十愈七八，3 剂服尽诸症痊愈。

【本案提示】

病机	外感寒湿
病症	腹泻急迫如水样，或伴有恶心呕吐，大便无明显恶臭，或伴有畏寒、发热，口不渴，苔白腻等
方证	藿香正气散加减
经验用药	重用茯苓、焦山楂、木香

感受寒湿或风寒，症见泄泻清稀如水样，呕吐，腹痛肠鸣，脘腹胀满少食等，针对病因病机，解表化湿，行气健脾，利水渗湿，经云："凡泄兼湿，初宜分理中焦，渗利下焦。"治用解表化湿、芳香化浊的藿香正气散为主调之，方中以藿香为主药，辛温散寒，化湿和胃；紫苏、白芷发散风寒；陈皮、厚朴行气去湿宽中；半夏降逆止呕和胃，共为辅药；茯苓苍术健脾止泻，大腹皮行气利水消胀，共为佐药；甘草调和诸药为使。本方既能疏风散寒，又能化湿除满，健脾宽中，调理肠胃，使湿浊得化，风寒外解，脾胃功能得以恢复，从而达到泄泻自止的目的。综观全方，具有健脾化湿、升清降浊、理气和中之功，能使湿浊之邪外解内化，气机通畅，脾胃调和，故诸症自除。

用药上，冯师常常重用茯苓 30g，不但取其健脾化湿，更是受《黄帝内经》"治湿不利小便，非其治也"的影响。

"分利法"治疗泄泻的学术思想历代医家早有论述，《素问·阴阳应象大论》说："湿胜则濡泄。"这就明确指出湿邪偏盛，脾阳不振，运化水湿的功能发生障碍，会出现肠鸣、大便溏泻、水谷不分的水泻证。《串雅外篇》载有单味车前治泻案例就是一个明证。至于古人所谓的"治湿不利小便，非其治也"，"治泻不利小水，非其治也"，"利小便，即是实大便"等警句，无非是在说明分利法是治疗湿泄的重要手段。因此，冯师在上述理论的指导下，治疗泄泻，特别是湿邪为盛的泄泻，多重用化湿利小便之品。

重用茯苓者，乃如《本草逢原》谓："大便泻者，胃气不和，不能分利水谷，偏渗大肠而泄注也，茯苓分利阴阳，则泻自止矣。"临床用之，确能起到很好的利湿治泻作用；同时配焦山楂消食止泻，木香畅中宣滞，行气止痛。方证相符，故3剂而愈。

此外，对于夏暑炎热季节，过食生冷，或夜间受凉，或现代空调房内外感邪气等引起的泄泻，无论成人、小儿，均可应用藿香正气散加减治疗，临床收效卓越。

推之方药，亦可选用胃苓汤或《易简方》不换金正气散（藿香、厚朴、苍术、陈皮、半夏、生姜、甘草）或《太平惠民和剂局方》六和汤（藿香、茯苓、白扁豆、砂仁、半夏、杏仁、人参、甘草）等加减，其原则不离芳香利湿止泻。

兼有表证的泄泻，特别是夏暑季节，容易误用治疗湿热兼有外感的葛根芩连汤，本方以苦寒清热燥湿为主，若用于寒湿泄泻则反伤脾胃正气，且寒湿之邪不化，恐成变证。

阳结邪火多有余，峻下热结急存阴

——便秘（胃肠积热伤阴）

> 曾某，男，69岁。于2009年7月20日初诊。大便秘结5月余，靠开塞露、番泻叶等排便，大便3~5日一行，便如栗，干结难解，痛苦异常。在某医院行肠镜检查未发现肿瘤、息肉等异常。近来进食辛辣食品较多，以致7日未大便，摸其左下腹约有3寸长条索块状物，故惊恐不安，恐其为肿瘤而求诊。刻下：已7日未更衣，烦躁不安，不欲饮食，嗳气，腹胀满，口干渴，常有口疮，小便黄，舌尖红，苔黄厚干燥，脉数有力。

【辨证论治】

病性：大便数日不行、干结难解、烦躁不安、口干渴、小便黄等为热证表现；患者无明显五心潮热、两颧发红等症状，结合舌脉定为实热证。实热日久伤及阴津，故可见大便干结、口干渴及苔干燥等津液亏虚之征，诚如《景岳全书》中言："阳结证必因邪火有余，以致津液干燥。"综上其病性为实热之邪伤及津液。

病位：胃者，受纳水谷，进食辛辣燥热之品过多则化热伤津。又《内经》曰："大肠者，传导之官，变化出焉。"故大肠病变则大便不通。胃气主降，腑气不通则胃气不得下降而嗳气、纳差等。胃肠二腑相互影响，因此其病位在胃肠。

辨证属胃肠积热，伤及津液，治宜清热泻火滋阴，增液润肠通便，拟增液汤合小承气汤加味。

处方：生地 30g　玄参 20g　麦冬 15g　厚朴 15g　枳实 10g　生大黄 10g（后下）　火麻仁 20g　黑芝麻 20g　当归身 15g　生首乌 30g　郁李仁 20g　石菖蒲 10g　望江南 20g　元明粉 10g（冲服）　甘草 5g

嘱服 2 剂，每日 1 剂，忌辛辣、干燥及不易消化之品。多食水果、蔬菜。

二诊：诉第 1 剂药一次服下，服后约 2 小时，患者自感肠道走动，有矢气，随即排便 1 次，粪若"羊屎"状，质较硬，秽臭异常。便后病人自感全身舒畅，上腹胀、嗳气顿减，已思饮食。服第 2 剂后，又大便 1 次，质地较前软，但无泄泻，口干减轻。燥屎得下，但阴液尚未全复，前方减峻下之品继服。

处方：生地 30g　玄参 20g　麦冬 15g　厚朴 15g　枳实 10g　生大黄 5g（后下）　火麻仁 20g　黑芝麻 20g　当归身 15g　生首乌 30g　郁李仁 20g　石菖蒲 10g　望江南 20g　甘草 5g

嘱服 5 剂，每日 1 剂，注意事项同前。

三诊：药后大便每日或两日一行，质地柔软，诸症已解，继以调理脾胃善后。

【本案提示】

病机	胃肠积热伤阴
病症	大便干结、心烦口渴、小便黄、苔黄燥、脉数有力等
方证	增液汤合小承气汤加味
经验用药	火麻仁、黑芝麻、当归身、生首乌、望江南

中医认为本病基本病变为大肠传导失常，同时与肺、脾、胃、肝、肾等脏腑功能失调有关，病性为冷、热、虚、实四方面。隋代《诸病源候论·大便难候》曰："大便不通者，由三焦五脏不和，冷热之气不调，热气偏入肠胃，津液竭燥，故令糟粕痞结，壅塞不通也。"明确指出肠胃燥热，伤及津液不足，糟粕内结，水不能行舟是便秘发生的机理之一。

本例患者年事已高，病久持续，阳明热盛，热极伤阴，阴液亏损于内则出现大便干燥、口干等津伤症状。吴鞠通《温病条辨·卷二》曰："阳明温病，无上焦证，数日不大便，当下之，其人阴素虚，不可行承气者，增液汤主之。"但本例患者阴津亏虚乃因其阳明热盛所致或加重，故治当以泄热通腑、滋阴养液为原则。冯师常用增液汤合小承气汤加味，既可滋阴润肠，又可泄阳明之积热。方中元参养阴增液，增水行舟，以润肠通便；麦冬清心润肺，养胃生津，止渴除烦；生地养阴滋阴，阴滋火自灭；大黄攻下通便，泻火凉血，化瘀生新；厚朴燥湿散满以运脾，行气导滞以除胀；枳壳宽大肠之气，亦疏六腑。便干硬者合芒硝软坚消肿止痛，使坚结之粪便变软而后大黄才能清热荡积，推陈致新。

其次，冯师治疗便秘常加火麻仁、黑芝麻、当归身、生首乌加强润肠通便功效，但其剂量宜大，方能起效。此外，常加用望江南治疗，望江南有肃肺、清肝清毒、通便的功效。取其有两层意思：其一，本品自身有通便功效，可用于慢性便秘的治疗；其二，本品有肃肺作用，肺与大肠相表里，肺主肃降不仅是将水液下输膀胱，还有利于大肠传导糟粕。方药配伍，共凑滋阴泄热通便之效。

推之方药，亦可选用《温病条辨》新加黄龙汤（生地、当归、麦冬、玄参、芒硝、生大黄、人参、海参、甘草）或《伤寒论》麻仁丸等加减；药物上还可选用草决明、白芍、肉苁蓉、杏仁、桃仁等药，其总原则不离清热、润肠、通便。

世医多一见便秘动则大承气汤、调味承气汤、小承气汤等峻下之品，若确为阳明腑实热盛，引起高热、惊厥等危急之症则需用之以峻下热结、急下存阴、釜底抽薪。但对于慢性、老年性或大肠津液亏虚引起的便秘则需慎重应用。盖此类气血之亏即津液之耗，凡此之类，皆须详察虚实，不可轻用芒硝、大黄、巴豆、牵牛、芫花、大戟等药及承气等剂，虽今日暂得通快，而重虚其虚，以致根本日竭，则明日之结必将更甚，愈无可用之药矣。避免一味攻下而犯虚虚之戒。

第三节　卫气分与营血分

谁言"中医不救急"，偏向"急症"虎山行
　　　　　　——外感发热（外感风寒，入里化热）

> 　乔某，男，20岁，2009年12月6日就诊。4天前因受凉后开始出现发热，体温高达40℃，因正值甲流流行，故请假在家不敢外出，在诊所静滴3天抗生素、口服感冒通、酚咖片，发热不退，发病第四天再次到中医门诊就诊，诊时症见：发热微畏寒，无汗，咽部疼痛，吞咽时疼痛明显，伴咳嗽少痰，口干欲饮，鼻流清涕，眼部充血、流泪畏光，纳差，无恶心呕吐，无皮疹，二便调，咽部充血红肿，舌红，苔薄黄，脉洪数。

【辨证论治】

　　病性：患者初为感受风寒之邪发热，畏寒、鼻流清涕为风寒之邪致病表现，但就诊时见咽部疼痛、咽部充血红肿、口干欲饮、眼部充血、流泪畏光及舌脉等为化热表现，故综合分析其病性为外感风寒，入里化热。

　　病位：患者有畏寒发热，鼻流清涕，咽痛口干等表证的表现，又寒邪入里化热，壅遏于肺，如《温热论·三时伏气外感篇》所言："肺位最高，邪必先伤"，故出现咳嗽少痰，咽痛红肿，故其病位在肺表。

　　辨证属外感风寒，入里化热，壅遏于肺。治宜辛凉发汗，

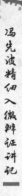

疏表清肺，仿麻杏石甘汤之意。

处方：麻黄 10g　杏仁 15g　生石膏 50g（先煎）　板蓝根 20g　桔梗 10g　黄芩 15g　浙贝母 15g　玄参 15g　麦冬 15g　胖大海 10g　柴胡 15g　知母 15g　草珊瑚 20g　山慈菇 10g　甘草 10g

嘱服 3 剂，每日 1 剂，清淡饮食，多饮水，忌辛辣、饮酒及肥甘厚味之品。

后电话咨询，患者说 1 剂后体温开始下降，服完 3 剂诸症皆愈，已正常上班。

【本案提示】

病机	外感风寒，入里化热
病症	发热畏寒，咽痛咳嗽，口干喜饮，舌红脉数等
方证	麻杏石甘汤加味
经验用药	板蓝根、桔梗、胖大海、草珊瑚、山慈菇

发热中医分为外感和内伤两端，外感发热的病因为六淫之邪或温热疫毒之气，六淫既可单独致病，亦可两种以上病邪兼夹致病；疫毒是一种传染性较强的致病邪气，其性猛烈，起病急骤，传变迅速，卫表症状短暂，较快出现高热，其病机是外邪入侵，正气与之相搏，引起脏腑气机紊乱，阴阳失调，阳气亢奋，或热毒充斥于人体，发生阳气偏盛的病理性改变，即所谓"阳胜则热"。本例发病正值甲型 H1N1 流感流行期间，其是否为甲流未得证实。但冯师认为临床不必局限于西医病名，亦不必局限于伤寒、温病的归属，有是证即用是方。

本例证型为外感风寒，入里化热，既有表寒症状，又有里热表现，故治疗应二者兼顾，选用既可外散风寒又可内清邪热的麻杏石甘汤治疗。冯师治疗外感发热常以麻杏石甘汤加减治疗，重用生石膏者，乃生石膏属大辛大寒之品，能走内达外，开上泻中，上清肺热，中泻胃火，外解肌热，尤擅长于清气分实热。近代医家张锡纯的《医学衷中参西录》谓石膏"清阳明实热之圣药，无论外感内伤，用之皆效"，"有解肌透表之力，外感实热者，放胆用之，直胜金丹"。

对于外感咽痛兼有咳嗽者，冯师常加板蓝根、桔梗、胖大海、草珊瑚、山慈菇。其中冯师对板蓝根运用有丰富的经验，其治疗现代西医谓之"咽源性咳嗽"效果明显，但须重用方能起效，临床上冯师常重用20g，对于咽痛明显的甚至重用至30g，临床运用多年，未见任何副作用。胖大海清热利咽，且本品为寒凉之品，又归于大肠经，具备清肠通便的作用，而肺与大肠相表里，对外感发热兼有便秘者尤为适宜，常有便通热退之效。山慈菇、桔梗、草珊瑚加强清热解毒利咽作用。

推之方药，亦可选用《金匮要略》越婢汤（麻黄、石膏、生姜、甘草、大枣）或《伤寒六书》柴葛解肌汤（柴胡、葛根、黄芩、羌活、白芷、白芍、石膏、桔梗、甘草）等，其治疗不离解表清热。

本例不可运用麻黄汤、桂枝汤等散寒解表之方，虽患者有发热、畏寒、无汗等貌似外感风寒之征，但此时已有咽部疼痛、咽部充血红肿、口干欲饮、眼部充血、流泪畏光及舌脉等化热表现，若以辛温发散治之，则有助热、伤津之弊。

冯师认为"发热"与"伤阴"贯穿热病病情发展的全过程。发热势必伤阴，阴伤无以制阳，则发热更甚，即"水不制火"，而热势亢盛又进一步加重阴液的耗伤。"热象"与"伤阴"必须同时兼顾，"养阴保津"则成为热病的基本治疗原则。吴鞠通在《温病条辨》中反复强调养阴保津的重要性，且根据三焦辨证的原则，又具体提出治上焦温病要用"辛凉轻解"法，治中焦温病要用"清热保津"法，治下焦温病要用"甘寒养阴"法。中医治病强调"未病先防"的理论，故叶氏有"先安未受邪之地"之说。

在热病，特别是温热病治疗中，初期虽无"津伤"及"阴亏"的表现，但应先预防之。因此，在使用药物上，应避免过多使用伤津耗气之品。吴鞠通主张在温病治疗过程中羌活、麻黄、升麻、防风等药当禁之，必要之时要据证而辨，选方用药。若辨证不明而操之过急，或治之失所，均非适宜。在养阴法的具体运用和常用方药方面，吴氏指出：一则给予清凉饮料，如雪梨浆、五汁饮等；二则给予"养阴生津"之剂如增液汤、加减复脉汤、益胃汤、黄连阿胶汤、大小定风珠等。养阴之法不仅是温病发热治疗的一个基本治疗原则，而且对温热病的辨证施治也有重要的作用，因此清热养阴保津当贯穿温病治疗全过程。故冯师临证常加用玄参、麦冬，不但取其清热利咽功效，更是取养阴生津功效。

有些人认为中药退热太慢，其实不然，只要辨证准确，中药完全可以迅速退热，并且具有简便易行、价格低廉、毒副作用小等优点。而西医多用阿司匹林、对乙酰氨基酚等解热镇痛药物对症治疗，此类药物退热后容易反弹，胃肠反应重且多对肝肾功能有损害，不宜长期服用。

血热瘙痒经不住，犀地凉血又凉心

——皮肤瘙痒（血热夹风）

罗某，女性，32 岁，农民。2010 年 5 月 12 日初诊。自述全身皮肤瘙痒 2 月余。2 月之前，因食麻辣火锅饮酒后出现皮肤瘙痒，始于手部，后见在胸背、颈和下肢等处，夜间尤甚，气温升高、遇热或每吃鱼、虾、牛肉、酒等食物则症状加重。曾多次服用抗过敏止痒西药扑尔敏和外涂肤轻松、皮康霜等治疗，仍不见症状好转，患者非常痛苦，几次有自杀倾向。此次经人介绍求诊中医，查见皮肤焮红灼热，抓破之处呈条状血痕，小便黄赤，大便 3 日未行，观其舌质较红，苔薄黄，脉数有力。

【辨证论治】

病性：全身皮肤瘙痒、越热越痒、皮肤焮红灼热、小便黄赤等为一派热证表现；然其瘙痒之症，多为风邪作祟，因血热内蕴，生风作痒，清代《外科证治全书·痒风》记载："痒风，遍身瘙痒，并无疮疥，搔之不止。"结合舌脉定其病性为血热夹风。

病位：皮肤瘙痒，焮红灼热，抓破之处呈条状血痕，每于遇热或饮酒后瘙痒加剧，乃为血分燥热表现。由于过食辛辣酒酪、鱼腥海味之品等，或禀性不耐，使血热内蕴，化热生风，风热互结，内不得疏泄，外不得透达，拂郁于皮毛腠理之间而发痒。故综合分析其病位在血分。

辨证属血热内蕴，生风作痒，治宜清热凉血、疏风止痒。方用犀角地黄汤减。

处方：荆芥 10g　防风 10g　苦参 10g　丹皮 15g　紫草 15g　大青叶 20g　白鲜皮 20g　地肤子 20g　生石膏 50g（先煎）　知母 15g　生地 20g　赤芍 15g　水牛角粉 30g（先煎）　生大黄 5g（后下）　黄芩 10g　海桐皮 20g　甘草 10g

嘱服 3 剂，每日 1 剂，忌鱼、虾、牛肉、酒等"发物"。

二诊：经过 3 天治疗后，症状明显好转，瘙痒迅速减轻，皮损面积明显缩小，新生皮肤开始长出，顿觉全身清新凉爽，条状血痕消除，大便通畅。为巩固疗效，上方中去生大黄，余药继用 5 剂，并告知患者注意忌口。服后诸症消除，皮肤已完好如初。

【本案提示】

病机	血热夹风
病症	全身皮肤瘙痒、越热越痒、皮肤焮红灼热等
方证	犀角地黄汤加味
经验用药	荆芥、防风、白鲜皮、地肤子、海桐皮

引起瘙痒的因素比较多，治疗比较困难，中医认为瘙痒多由风、湿、热、虫而诱发，也有血虚所引起者。血热内蕴，郁久化毒；血热生风，风盛则燥（痒）。血属阴，得温则行；热属阳，炎上，耗气伤津，生风动血。火热为阳盛所生，火与温热同类，为同中有异。热为温之渐，火为热之极，火毒炽盛不仅生风，亦必扰乱心神。《外科启玄·明疮疡痛痒麻木》："经云，诸痛痒疮疡者属心火，盖火之为物，能消烁万物，残败百

端故也。盖人之肌肤附近火灼则为疮，近火则痛，微远则痒。"显而易见，其痒者为血热太甚生风所致。

对于血热型瘙痒，冯师贯用犀角地黄汤加味，方中犀角清心祛火治本，生地滋阴清热，凉血以生新血，赤芍、丹皮破血以逐其癥。本方以血分药为主，符合中医之"治风先治血，血行风自灭"的理论。冯师认为本方并不局限于温热病范畴，凡有是证，就可用是方，唯犀角属国家禁用之品，故临床用水牛角倍量代之，其效亦佳。

用药经验上，冯师常加荆芥、防风、白鲜皮、地肤子、海桐皮等药物。荆芥、防风者取其疏风之用，白鲜皮、地肤子疏风止痒，为冯师治疗瘙痒常用之药对。海桐皮目前多用于热痹，但冯师在瘙痒症中亦多用之，《本草纲目》谓"能行经络，达病所，又入血分及去风杀虫。"《开宝本草》亦谓："主霍乱中恶……疗癣。"诸药合奏，具有清热凉血、祛风止痒之效。

推之方药，亦可选用叶天士之神犀丹（犀角、生地、黄芩、银花、连翘、板蓝根、石菖蒲、元参、香豉、花粉、紫草、金汁）或《温病条辨》化斑汤（犀角、玄参、石膏、知母、甘草、粳米）之类，其总原则不离清热凉血。

此外，临床中亦见医者从风邪论治，而以大队温燥之解表祛风药治疗，如桂枝麻黄各半汤等，这类方药性温，若不加辨证即用于血热证，必将是火上浇油，医者应戒之。

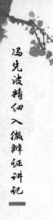

第四节　脏腑

心烦不寐火为因，清心泻火重安神

——不寐（心火炽盛）

> 温某，女，33岁，2010年6月12日初诊。患者平素睡眠良好，每天能保持8小时以上睡眠，近半年来因婆媳关系不和，渐至失眠，初始能睡5~6小时，后逐渐严重，仅能入睡2~3小时，曾就诊西医院诊断为神经官能症，予安眠药口服，开始尚有一定疗效，日久则需加量方能入睡。3天前因家事吵架后彻夜不能入睡，加大安眠药剂量亦不能入睡，且患者深恐西药之毒副作用，故求诊中医。问其有无不适，对曰：头昏头胀，心烦易怒，吵架时情绪不能自控。查舌红苔薄，脉细数。

【辨证论治】

病性：患者因家事吵架而至心烦不寐，症见心烦易怒，情绪不能自控，为实证、火热之邪的表现。结合舌脉定其病性为实火证。

病位：失眠症可由多个脏腑病变引起，然本例除失眠外，主要表现心烦易怒，情绪不能自控等，为火热亢盛，上扰神明，加之火热灼伤阴血，心失所养，而至不能营养心脉表现。故综合分析其病位在心。

辨证属心火亢盛，上扰神明；治宜清心泻火，重镇安神，兼以滋阴养血。方用朱砂安神丸加减。

处方：生地 20g　当归 15g　黄连 10g　朱砂 3g（吞服）
莲心 10g　竹叶 10g　茯神 20g　夜交藤 30g　合欢皮 20g
龙齿 15g（先煎）　珍珠母 20g（先煎）　百合 20g　酸枣仁
20g　丹参 30g　知母 15g　甘草 10g

嘱服 5 剂，每日 1 剂，忌辛辣、肥甘厚味之品。同时注意
调畅情绪。

二诊：服上方 5 剂后头昏、头胀好转，夜晚可入睡 2～3
小时左右，心烦似有减轻，效不更方，继服 5 剂。

三诊：上方共服 10 剂，睡眠明显改善，每天能入睡 5～6
小时，头昏、头胀已除，心烦易怒减轻，查舌淡红，脉细。继
以前方减清热之力巩固疗效。

【本案提示】

病机	心火炽盛，上扰神明
病症	失眠、心烦易怒、情绪失控、舌红等
方证	朱砂安神丸加减
经验用药	夜交藤、龙齿、珍珠母、合欢皮、酸枣仁、丹参

汉代医圣张仲景在《金匮要略》首篇提出："若五脏元真
通畅，人即安和。"因此不寐的发生涉及心、肝、脾、肺、肾
等多个脏腑，但主要病变在心。不寐与心神的安定与否有直接
的关系，因为心藏神，心神安定，则能正常睡眠；如心神不
安，则不能入睡，不论是心经病证，还是脾病、肾病、肝病、
胃病及肺病影响于心，或脾病、肾病、肝病、胃病、肺病之间
相互影响及心，均可影响五脏元真，导致气血、阴阳失调，经
脉气机紊乱而致失眠。

　　本例患者病位主要在心，由于家事不遂成郁，日久化热，上扰神明而致，火热为阳邪，日久可伤及阴血，从而心失所养，加重不寐。故冯师选用既有镇心安神又有清热养血功效的朱砂安神丸加减治疗。本方以朱砂为君，朱砂又名丹砂、辰砂，其质重性降，色赤味甘，归心经，主要功用为镇心安神，中医以其为安神要药，用于治疗心悸怔忡、失眠多梦、心神不安诸证，但本品主要成分为汞，不可过量、长期服用，防止汞中毒；黄连之苦以清热，当归、生地温润补血，为治疗心火炽盛、阴血灼伤的良方。

　　此外，冯师常常加用夜交藤、龙齿、珍珠母、合欢皮、酸枣仁、丹参等药。夜交藤养心安神，合欢皮解郁安神，二者合用，安神之外，又能使情志喜悦而收安神之效。龙齿、珍珠母重镇安神，增强朱砂镇惊安神之效。酸枣仁者，为历代医家治疗失眠必用之品，有较好的养心安神之效，且剂量宜大，冯师用量常在20g以上，方能收卓效。本品自唐代开始即有生用、熟用之区别，如《本草纲目》所述："熟用能疗胆虚不得眠，烦渴虚汗之证，生用疗胆热好眠。"冯师临床应用并不拘泥此说，认为生用、熟用均有安神功效，且经临床观察认为其生用疗效更佳，现代药理研究亦证实二者在安眠上无明显区别。丹参性寒凉，入心经，既能凉血活血，又能清心除烦而安神。

　　推之方药，亦可选用磁朱丸或《何氏济生论》琥珀镇心丸（朱砂、琥珀、龙齿、黄连、麦冬、天竺黄、犀角、羚羊角、酸枣仁、远志、茯神、石菖蒲、麝香、牛黄、珍珠母、雄黄、金箔）等化裁，其原则不离清心泻火、重镇安神原则。

　　此外，对于失眠的治疗，冯师认为，除用药物治疗之外，还需注意患者的精神因素，让患者适当调整情绪及生活习惯，避免情绪激动等，方能收到事半功倍的效果。

　　本证型易误用治疗阴虚血少、神志不安的天王补心丹。两方同属安神之剂，均有安神之功，主治失眠、心悸等症。但朱砂安神丸中，重用重镇安神药朱砂，配伍黄连、地黄、当归等清热滋阴养血之品，故更侧重于心火炽盛，灼伤阴血，阴血不足，心失所养所致的诸病；而天王补心丹中有地黄滋阴养血为君，酸枣仁、柏子仁养心安神，天冬、麦冬养阴生津、清心除烦为臣，并有人参、五味子宁心安神等，故更侧重于心肾不足，阴亏血少，心失所养所致诸病。故临床应该分辨清楚用之。

湿热邪毒蕴肠中，法拟仲景白头翁

——赤白痢（大肠湿热）

黄某，男，40岁，工人，2009年5月22日初诊。间断黏液脓血便或果冻样血便1年，大便每日3~4次，多至5~6次，伴有腹痛，每因饮酒或饮食不慎则发作，曾在某医院做直肠镜检查诊断为"慢性非特异性溃疡性结肠炎"，给予蒙脱石散口服及抗生素灌肠后好转。近3日因吃火锅，少量饮酒再次出现黏液血便，腹痛加重，伴里急后重，口干苦，睡眠差，小便可，舌质红，苔黄腻，脉象尚可。

【辨证论治】

病性：黏液脓血便及伴有腹痛、里急后重属急性实证赤白痢的临床表现；每因进食辛辣或饮酒复发，结合舌红、苔黄腻为湿热特点。故定其病性为湿热证。

病位：《素问·灵兰秘典论》言："大肠者，传导之官，变化出焉。"食物在小肠泌别清浊后，其浊者即糟粕下传大肠，大肠将糟粕经过燥化变成粪便排出体外，若湿热之邪下注大肠，则燥化失职，热灼血络，出现黏液脓血便、腹痛、里急后重等。故综合分析其病位在大肠。

辨证属湿热郁蒸肠道，气机阻滞，治宜清热利湿，理气和血。方用白头翁汤加味。

处方：白头翁20g　秦皮15g　黄连10g　黄芩15g　虎

杖 15g   白芍 20g   厚朴 15g   苍术 15g   广木香 10g   茯苓 30g   升麻 15g   黄柏 20g   红藤 30g   焦山楂 20g   藿香 15g   生地榆 20g   甘草 10g

嘱服 5 剂，每日 1 剂，忌生冷、油腻滑肠之品。

二诊：服上方 5 剂后腹痛明显减轻，大便次数已减少，每日 2~3 次，仍有少量黏液血便，里急后重症状减轻，时有矢气，苔腻渐化。继守上方加减。

处方：白头翁 20g   秦皮 15g   黄连 10g   黄芩 15g   虎杖 15g   白芍 20g   厚朴 15g   苍术 15g   广木香 10g   砂仁 10g（后下）   生地榆 20g   乌梅 10g   藿香 15g   佩兰 10g   甘草 10g

嘱服 5 剂，服法同前。

三诊：服完上药后大便成形，每日 1 行，腹痛消失，精神振作，腻苔已化尽。继以调理脾胃之药服之，巩固疗效，嘱注意饮食及禁饮酒。

【本案提示】

病机	大肠湿热
病症	下利赤白黏液或果冻样血便、腹痛、里急后重、舌红、苔黄腻等
方证	白头翁汤加味
经验用药	茯苓、白芍、生地榆、广木香

本病的病因与六淫邪袭，尤其是湿热壅滞、饮食所伤、情志郁结及禀赋不足等有关。湿热邪毒壅滞大肠，导致肠道气化失司，膜脂受伤。故其病机为湿热邪毒侵入大肠为主，而热灼血络、气机阻滞贯穿始终；因此湿热邪毒蕴结壅滞肠中，脉络

失和，血败肉腐，内溃成疡是其病理变化，清热解毒、调气、活血和络是治疗关键。

本例为湿热下注大肠，故选用白头翁汤。《伤寒论·辨厥阴病脉证并治》曰："热利下重者，白头翁汤主之。""下利欲饮水者，以有热故也，白头翁汤主之。"方中白头翁为君，清热解毒，凉血止痢。黄连苦寒，泻火解毒，燥湿厚肠，为治痢要药；黄柏清下焦湿热，两药共助君药清热解毒，尤能燥湿治痢，共为臣药。秦皮苦涩而寒，清热解毒而兼以收涩止痢，为佐使药。四药合用，共奏清热解毒，凉血止痢之功。

此外，冯师常加用大剂量茯苓健脾祛湿，中医虽有痢疾"忌分利小便"之说，但《素问·阴阳应象大论》曰："湿盛则濡泄。"湿浊壅滞为本病发病之"标"，特别在早期湿邪明显，故在早期适当利湿是可行的，且临床收效更快，也使湿热之邪从小便而解，况且茯苓兼有健脾功效，利湿而无伤阴之弊。但利湿治法不可过量应用，特别在痢疾后期阴虚火旺之时，恐有助阴伤之弊。白芍者，不但能缓急止痛，且有行血功效，与行气的木香配伍相得益彰，体现刘河间提出的"调气则后重自除，行血则便脓自愈"的法则。生地榆不但可止血，且有清热利湿之效，标本兼之。诸药合用，以清热解毒、调气行血，兼利湿热，能达到"邪去而正自安"的作用，故疗效确切。

推之方药，亦可选用张仲景芍药汤、黄芩汤（黄芩、白芍、甘草、大枣）等加减，其总原则不离清热解毒利湿原则。

临床上，本证型易与阴虚痢疾混淆。阴虚型痢疾代表方为驻车丸。方中以阿胶、当归滋阴养血为主，但清湿热之力不及，故不能用于本例。当然，临床上常有阴虚而兼有湿热为患的患者，此时宜驻车丸与白头翁汤合用，有相得益彰之妙。

湿热聚耳化为脓，循经病位在肝胆

——脓耳（肝胆湿热）

林某，女，66岁，2010年2月6日就诊。据述2周前感冒后觉左耳内瘙痒、闷胀感，似有棉球堵塞于耳道内，且时有耳内流水声，伴听力下降，自己大声说话、头位转动时耳内响声明显，未予重视。2天前出现左耳胀痛，并伴有同侧头痛，继则耳内流脓，分泌物黄浊，患者大惊，急就诊于当地人民医院五官科，确诊为渗出性中耳炎，西医欲为其做鼓膜穿刺抽液检查等，因畏惧检查而延请中医治疗。询其症状，谓左耳流黄浊黏滞脓液，有腥臭味，微有耳鸣，听力下降，同时伴发热、纳差、口苦、小便黄，大便不爽，舌苔黄腻，脉滑数。

【辨证论治】

病性：左耳流黄浊脓液，且有腥臭味，结合发热、口苦、小便黄，为一派热证表现；除此之外，其流脓黏滞、大便不爽、纳差为湿邪致病特点，此即中医谓"湿性黏滞"、"湿困脾土"的表现。再综合舌苔黄腻，脉滑数定其病性为湿热为患。

病位：肝胆互为表里，胆经循耳，肝之络脉亦络于耳，肝胆湿热则易循经上行，干扰耳窍的功能，故病位为肝胆。

辨证属肝胆湿热，上犯耳窍，治宜清热利湿，解毒排脓，拟龙胆泻肝汤加减。

处方：龙胆草 10g　黄芩 15g　焦山栀 10g　木通 10g　车前子 20g（包煎）　柴胡 15g　生地 15g　泽泻 20g　猪苓 15g　当归 10g　怀牛膝 15g　茵陈 20g　红藤 30g　茯苓 30g　野菊花 20g　白芷 15g　甘草 10g

嘱服 3 剂，每日 1 剂，忌辛辣、饮酒及肥甘厚味之品。

二诊：上方服 3 剂，耳内脓液大减，发热退，头痛及耳痛明显减轻，饮食增加，小便黄，但感耳鸣明显，舌质红，苔薄黄，脉微数。药后症减，继前方加减，佐以通窍聪耳之品。

处方：龙胆草 10g　黄芩 15g　焦山栀 10g　木通 10g　柴胡 15g　丹皮 15g　紫草 15g　车前子 20g（包煎）　磁石 20g（先煎）　生铁落 20g（先煎）　怀牛膝 15g　路路通 10g　夏枯草 15g　石菖蒲 10g　甘草 10g

继服 5 剂后，患者流脓、耳鸣消失而愈。

【本案提示】

病机	肝胆湿热
病症	耳内流脓、分泌物黄浊等
方证	龙胆泻肝汤加减
经验用药	红藤、茯苓、野菊花、白芷

中医认为肝胆与耳有着密切的关系，脓耳急性起病者多属肝胆湿热之实证。肝与耳的所属关系可以从这三方面去理解：第一，肝之经脉络于耳，《医学心悟·卷四》曰："足厥阴肝、足少阳胆经皆络于耳。"第二，肝气上通于耳窍，在《辨证奇闻·耳痛门》中说："肝为肾之子，肾气既通于耳窍，则肝之气未尝不可相通者。"第三，肝肾同源，肾主耳，耳为肾之窍，故肝与耳有着所属关系。因此肝的生理功能表现与耳有着

一定的关系，这种关系主要为肝气上通于耳，使耳听聪，若肝气郁结，则耳的生理功能失常。

胆与耳的所属关系表现为：第一，胆之经脉循耳后，其分支从耳后入耳中，出走耳前。第二，肝胆互为表里，胆附于肝，经脉互相络属。《备急千金要方·卷十二》指出："胆腑者主肝也，肝合气于胆。"由于肝胆关系，也就与耳发生了关系。在生理方面，胆之经气上贯于耳，胆附于肝，经脉相互络属，互为表里，其病理变化亦相互影响，故《辨证奇闻·卷上》有："胆病而肝必病，平肝则胆也平也。"肝胆之经脉及其经气络于耳，当肝胆发生病理变化时，常上犯于耳，发生耳病。

肝主疏泄，调畅气机，通利三焦，疏通水道，若肝胆疏泄失常，则引起湿热之病理变化，归纳起来有：邪毒壅盛传里，内犯肝胆，湿热蕴结；或因情志所伤，肝气郁结，郁而化火，以致湿热内生；或因饮食伤脾，影响肝胆，疏泄不利，湿热内蕴。肝胆湿热，其势燔盛，蒸灼耳窍，产生病症。

脓耳多由于风热湿邪侵袭，湿热邪毒壅盛传里，犯及肝胆，肝胆湿热，循经搏结于耳窍，内外湿热熏蒸，以致气血凝滞，经络阻塞而化腐成脓。诚如《张氏医通·卷八》指出："耳脓者，湿热聚于耳中。"耳溢脓液、黏滞腥臭即是肝胆湿热的主要表现形式，故冯师选用龙胆泻肝汤加减治疗，达到清肝除湿、解毒排脓作用。

在用药特色上，冯师常常加用红藤、茯苓、野菊花、白芷四药。红藤清热解毒散结，为治肠痈要药，《四川中药志》谓其"入肝、大肠二经"，冯师认为脓耳者实乃耳痈，故借其治痈之功。野菊花清热解毒，疏风平肝，《浙江中药手册》记载其"排脓解毒，消肿止痛，治疗痈肿疮毒，天疮湿疮。"其清热排脓之力甚佳。茯苓者，《用药心法》曰："淡能利窍，甘以助阳，除湿之圣药也。"且能健脾除湿，防其"肝病传脾"，乃一药两用也。白芷活血排脓，生肌止痛，《日华子本草》言其"治乳痈、发背……排脓、疮痍、疥癣、止痛生肌。"四药合用，共凑清热利湿、排脓生肌之效。

推之方药，亦可选用当归龙荟汤、泻青丸之类或《医宗金鉴》柴胡清肝汤（柴胡、当归、白芍、生地、川芎、黄芩、栀子、牛蒡子、防风、天花粉、连翘、甘草）、《银海精微》龙胆饮（龙胆草、栀子仁、防风、茵陈、川芎、玄参、荆芥穗、菊花、楮实子）等加减，其总原则不离清肝利湿。

若临床上失治、误治而成慢性者，多属脾虚证，或虚中夹实，以脾虚湿盛为多见。《素问·玉机真脏论》曰："脾脉者……其不及，则令九窍不通，名曰重强。"脾气虚，不能化气生血上奉于耳为病。脾受湿，湿困于脾，蒙蔽耳窍，以至耳疾。因虚致湿，湿遏脾运，脾失健运，故缠绵难愈。脾虚湿盛临床表现为耳内流脓水，以淡黄色水样物为多，量多而清稀，无明显臭味，伴头晕头重，倦怠乏力，纳少便溏，面色㿠白，舌淡、质胖、边有齿痕，苔白腻，脉濡滑等，临床重点抓住其脓液特性。对此型，冯师常用补中益气汤，重用生黄芪（50~200g）托毒生肌，再佐以健脾利湿之品，常收卓效。

石淋疼痛谁能忍，利尿排石是根本

——石淋（膀胱湿热）

卢某，男，20岁，2009年7月12日就诊。左腰部剧烈疼痛，小便频急涩痛，淋沥不尽，尿中带血。就诊于西医院急诊，B超检查示左肾轻度积水，可见一0.6cm大小结石，诊断为左肾结石兼泌尿系感染，给予消炎止痛等对症治疗后，疼痛缓解。建议待病情稳定后行碎石手术，因患者惧怕手术故求诊于中医。诊见：左腰部叩击疼痛，饮食正常，小便色黄，大便尚可，舌苔薄黄，脉滑数。

【辨证论治】

病性：患者小便频急涩痛，淋沥不尽，属于湿热侵袭，蕴结膀胱；湿热久恋，煎熬尿液，聚沙成石，波及肾脏，经气失调，则见腰痛；热迫血脉及沙石伤及尿道而尿血；再结合苔薄黄、脉滑数则可定为湿热证。

病位：下焦司职排泄糟粕尿液，其中肾、膀胱与小便的联系最为密切，肾与膀胱的功能失职则引起小便异常。隋代巢元方《诸病源候论·淋病诸候》中提出："诸淋者，由肾虚而膀胱热故。"故病位定于肾与膀胱。

辨证属下焦郁热日久，湿热胶结而致，治宜清热利湿、利尿排石，予以八正散加减。

处方：瞿麦20g　萹蓄20g　滑石15g　木通10g　车前草30g　石韦30g　芦根30g　金钱草50g　海金沙20g（包

煎） 冬葵子 10g 山甲珠 5g 怀牛膝 15g 鱼脑石 15g 鸡内金 15g 厚朴 15g 鸡血藤 30g 甘草 10g

嘱服 5 剂，日 1 剂，早晚分服，并嘱多饮水，服药后适度运动，如原地踩脚、上下楼梯，促进结石排出。

二诊：服至第三剂在跳楼梯过程中，又觉左腰部疼痛剧烈，并向下阴部位放射，立即小便，即排出绿豆大砂石一粒，疼痛顿时消失。此为结石排出，继以八正散清利湿热巩固疗效。

处方：瞿麦 20g 萹蓄 20g 夏枯草 15g 滑石 15g 木通 10g 车前草 30g 焦栀子 10g 盐黄柏 15g 虎杖 15g 黄芩 15g 石韦 30g 红藤 30g 台乌 15g 怀牛膝 15g 草薢 30g 甘草 10g

嘱服 3 剂，日 1 剂，早晚分服，并嘱多饮水，注意下阴卫生。

【本案提示】

病机	膀胱湿热
病症	腰部绞痛、尿血或尿中夹带砂石、小便频数、淋沥不尽
方证	八正散加减
经验用药	金钱草，鱼脑石，山甲珠，鸡内金

尿液的排泄，受肾与膀胱的气化功能影响，肾气充足则膀胱气化功能正常，水湿适时排出，若肾气虚则膀胱气化功能失司，影响尿液排泄，日久蕴而化热，煎熬水液，日积月累，聚为砂石。正如隋·巢元方《诸病源候论·石淋候》所谓："肾主水，水结则化为石。"

隋代巢元方《诸病源候论·淋病诸候》中提出："诸淋者，由肾虚而膀胱热故。"临床医家在石淋的病因上皆从肾虚膀胱热入手，然冯师认为不可局限于此，结石病人病程一般较长，结石瘀阻尿路，郁滞而不得下泄，是故必有气滞血瘀，临床施治亦当注重行气活血之法，正所谓"不通则痛"。

本例辨证属膀胱湿热证，故冯师采用局方八正散加减，《医略六书》称此方乃"泄热通窍之剂，为热结溺闭之专方。"患者湿象重于热象，是故去大黄、栀子寒凉之药，重用金钱草，既可清利湿热，又可通淋排石。冯师治疗石淋常用鱼脑石、山甲珠、鸡内金三药。鱼脑石为治疗石淋不可多得的良药，《开宝本草》称鱼脑石："主下石淋，磨石服之，亦烧为灰末服。"唯现在医者鲜有应用者。山甲珠取其活血化瘀之功效，石淋久病常致气血瘀滞，《本草纲目》谓："穿山甲能窜经络而达于病所也。"鸡内金既能健脾胃，有助水湿运化，又能消沙石。其次，还常加用引经药怀牛膝，补益肾气，推动膀胱气化、尿液排泄，同时导热下行，从小便而去。

石淋的治疗，并非以求排出沙石而终，患者湿热仍在，则后患不去。临床常见结石排出后，仍有小便短赤涩痛不畅，甚至浑浊，不久结石复发。冯师认为正合"湿为阴邪，缠绵不易速去"的特点，此时仍应以清利湿邪善其后，患者湿热之象仍明显，则取八正散守剂续服，若湿热势轻，可嘱患者取金钱草泡水饮之以去湿热。

推之方药，亦可选用他药。已故著名医家岳美中先生长于治疗石淋，针对湿热蕴蓄膀胱的石淋，自拟排石汤如下：金钱草 60g，木通 9g，瞿麦 9g，冬葵子 9g，海金沙 9g，甘草梢 9g，石韦 9g，车前子 12g，茯苓 12g，滑石 15g；针对湿热蕴蓄下焦，兼有肾虚的石淋，自拟益肾排石汤如下：金钱草 60g，车前子 12g，瞿麦 9g，杜仲 9g，海金沙 9g，川牛膝 9g，王不留行9g，泽泻9g，当归尾9g，肉苁蓉9g，冬葵子9g，滑石9g，石韦9g，甘草梢6g。其总原则不离清热化湿通淋。

临床上心经实火下移小肠，亦可见小便涩痛。心与小肠相表里，心热下移小肠，泌别失职，故小便赤涩疼痛。然小肠湿热证病因乃心火亢盛，其小便仅有涩痛，无石淋之绞痛明显，且心火循经上炎头面，可见心胸烦热、面赤口渴、口舌生疮等症，以此鉴别之。治疗上宜清心养阴、利水通淋，方选导赤散或清心莲子饮，正如吴谦所言："此则利水而不伤阴，泻火而不伐胃也。"

莪术入胃瘀化去，开胃进食能止痛

——胃脘痛（肝胃郁热）

王某，女，60岁，于2010年4月28日就诊。患者生性急躁，1
年前因饮食不节，复因夫妻关系不和而出现胃脘疼痛，呃逆，泛
酸，纳差。某院诊断为慢性浅表性胃炎，间断服用中西药物治疗，
症状时有反复。1月前因进食辛辣致诸症加重，再次行胃镜示慢性
浅表性胃炎，Hp检查示（++）。就诊时诉胃脘反复灼热疼痛痞满半
年，加重3周，甚时向两侧胁肋放射，兼见泛酸嘈杂，夜灼热甚，
口干口苦，大便干，苔薄黄，脉弦数。

【辨证论治】

病性：此病中医属于胃脘痛范畴。疼痛有灼热感、苔薄
黄、脉弦数皆为实热证征象；另痞满当属气郁；病邪久郁或肝
气郁结，郁久必化热伤阴，同时气机郁滞，气不布津，阴津不
能上承，郁热烦扰，则口苦口干；津伤日盛，每见大便干。因
此此病证为肝胃郁热，热伤阴津。

病位：胃脘痛，病位在胃，但脾胃互为表里，而与肝胆同
居中焦。肝失疏泄每每横逆侵犯脾胃，使脾胃气机升降失常，
气机不畅，不得疏泄，久郁化热而出现本案诸症。故病位在
肝、脾、胃。

辨证属肝胃郁热，治宜疏肝泄热，和胃止痛。方以左金丸
合乌贝及甘汤加减。

处方：黄连 10g　吴茱萸 5g　浙贝母 15g　乌贼骨 15g　厚朴 15g　枳实 10g　法半夏 15g　郁金 15g　石菖蒲 10g　莪术 10g　茵陈 20g　川楝子 10g　玄胡 15g　芦根 20g　藿香 10g　石膏 30g（先煎）　知母 15g　甘草 10g

嘱服 3 剂，水煎服，日 1 剂。忌辛辣、饮酒及肥甘厚味之品。

二诊：服药 3 剂后，患者灼热疼痛痞满好转，泛酸嘈杂、口干口苦诸症转轻，查苔薄黄，脉弦微数，效不更方，再拟原方 3 剂。共服 6 剂，诸症悉愈。

【本案提示】

病机	肝胃郁热
病症	胃脘痛、痛连胁肋、泛酸嘈杂、口干口苦、大便干等
方药	左金丸合厚朴枳实半夏知母汤、金铃子散加减
经验用药	石菖蒲、莪术

辨证，应首辨主证，在临床表现中，主证在反映疾病本质乃至病情发展变化等方面起到主导作用。它不是依据症状出现的多少和某症状的明显程度而定，而是以能反映疾病的主要病理属性的症状为主证。如症见胃脘反复灼热疼痛痞满，甚时向两侧胁肋放射，苔黄，脉弦数。在这里胃脘灼热疼痛痞满，甚时向两侧胁肋放射即为主证，它反映了肝胃失和、胃部实热的病理病机。抓住此证，也就正确认识了肝胃失和、气郁化热而致的胃脘痛病症。

本方证是由肝郁化火，横逆犯胃，肝胃不和所致。肝之经脉布于胁肋，肝经自病则胁肋胀痛；犯胃则胃失和降，故嘈杂吞酸、呕吐口苦；苔黄，脉象弦数乃肝经火郁之候。《素问·至真要大论》说："诸逆冲上，皆属于火"；"诸呕吐酸，暴注下迫，皆属于热。"火热当清，气逆当降，故治宜清泻肝火为主，兼以和脾胃以散气结，佐之以制酸止痛。方中仿左金丸之意，以黄连清泻肝火、泄胃热，肝火得清，自不横逆犯胃，胃火得降则其气自和。少佐辛热之吴茱萸，疏肝解郁，以使肝气条达；反佐以制黄连之寒，使泻火而无凉遏之弊；再者取其下气之用，以和胃降逆；同时可引领黄连入肝经。川楝子、玄胡二药为金铃子散组分，治证为肝郁气滞，气郁化火，与前药共用以加强疏肝解郁之功，同时肝气调达，"通则不痛"，气行则郁火自消，疼痛自除。所谓"急则治其标"，用乌贼骨、贝母取其制酸止痛之效。

脾胃互为表里，肝气横逆犯胃，胃失和降，则脾亦从之而不运，气机不运，壅滞日久，则水反成湿，谷反为滞，而生气滞、血瘀、湿阻、食积、痰结、火郁等不通之象，而成实证，正如《临证指南医案·胃脘痛》所说："胃痛日久而屡发，必有凝痰聚瘀。"仿厚朴枳实半夏知母汤之意，方中枳实、厚朴以降气结而除胀；知母合石膏、芦根以泻胃燥（泻胃燥而脾热亦降）；因气结津凝，证非胃实，故用半夏通液道之阻。

经验用药石菖蒲、莪术，迎合"胃痛日久而屡发，必有凝痰聚瘀"之意。《素问·痹证》曰："病久入深，荣卫之行涩，经络时疏，故不通。"叶天士曰："大凡经主气，络主血，久病血瘀。"先圣之言，无不切中要害，疾病缠身，久治不愈，皆因气虚日久，无力鼓动血运，气机逆乱，血滞留于经络或络脉空虚，气滞而血瘀。而冯师治疗胃病善用破血行气止痛之法，破血祛瘀之莪术其意正在于此。

推之方药，亦可用丹栀逍遥散、化肝煎、左金丸合柴胡疏肝散等，而治则不外乎疏肝泄热、和胃。

需注意的是胃脘痛肝胃郁热证与胃阴不足证，同属于胃热证，在临床辨证容易混淆。因此治疗时更应遵循《伤寒论》中提出的"观其脉证，知犯何逆，随证治之。"

并非眩晕皆阳亢，肝肾阴虚细中看

——眩晕（肝肾阴虚）

> 陈某，男，50 岁，2007 年 6 月就诊。患者 5 年前与儿子争吵后出现头晕目眩，视物旋转，由家人送至医院就诊，诊断为高血压病，予降压药物治疗，此后头晕间发。今复发加重 2 天，伴腰两侧酸软，测量血压达 190/100mmHg，听力检查和前庭功能检查未见异常，心电图大致正常，颈动脉彩超提示颈动脉轻度硬化，颈部 X 线检查颈椎未见明显异常。饮食、睡眠和大小便均正常，舌干红，脉细弦。

【辨证论治】

病性：中年男性，眩晕多年，由情志不畅引发，属肝家病，伴腰酸软，属肾家病，综合舌干红、脉细弦，本病例病性属肝肾阴虚。

病位：眩晕病在清窍，与肝、脾、肾三脏功能失常密切相关，本病例起病与情志相关，刻下伴腰酸软，定位于肝肾。

辨证属肝肾阴虚，髓海失充而眩晕，治宜滋补肝肾，养阴填髓，以杞菊地黄丸为主方加减。

处方：菊花 10g　枸杞 15g　熟地黄 20g　山萸肉 20g　怀山药 15g　丹皮 10g　茯苓 15g　泽泻 15g　怀牛膝 20g　杜仲 20g　川芎 10g　白芍 20g　磁石 20g（先煎）　丹参 30g　珍珠母 20g　地龙 15g

嘱服 5 剂，每日 1 剂，忌情绪急躁及辛辣、饮酒及肥甘厚味之品。

二诊：诉服药后眩晕大减，可单独行走，腰膝酸软减轻。视其舌脉如前，再拟原方 3 剂。

三诊：较二诊时，眩晕改善不明显，影响工作、生活，情绪欠佳，心烦，夜间难以入睡，舌脉如前，遂劝导该患者，本病治之不宜操之过急，需学会自己调节情绪，在上方的基础上加入酸枣仁养心阴、益肝血而安神。

处方：菊花 10g　枸杞 15g　熟地黄 20g　山萸肉 20g　怀山药 15g　丹皮 10g　茯苓 15g　泽泻 15g　怀牛膝 20g　杜仲 20g　川芎 10g　白芍 20g　磁石 20g（先煎）　丹参 30g　珍珠母 20g　地龙 15g　酸枣仁 15g

嘱服 5 剂，每日 1 剂，忌情绪急躁及辛辣、饮酒及肥甘厚味之品。

上方服后，眩晕好转，血压控制尚平稳，然仍有反复，欣喜复发间隔时日延长，每次发作时间缩短，症状亦相对减轻。发作时，用上方加减，均能奏效。

【本案提示】

病机	肝肾阴虚
病症	眩晕、腰酸软
方证	杞菊地黄丸加减
经验用药	怀牛膝、杜仲、川芎、白芍、磁石、丹参、珍珠母、地龙

眩晕之辨证首分虚实，然临床上虚者居多，正如《景岳全书》云："眩晕一证，虚者居其八九，而兼火兼痰者，不过

十之一二。"实者多由外感风邪，扰动清窍或颅脑外伤，瘀阻清窍引起；虚证与气血阴阳亏虚相关，眩晕的风、火、痰、瘀等病机均在虚的基础上发展变化，如《灵枢》中提出"上虚则眩"，"上气不足，脑为之不满，耳为之苦鸣，头为之苦倾，目为之眩"，"髓海不足则脑转耳鸣"。眩晕与肝、脾、肾三脏关系密切，在辨明虚实的基础上还需辨明为何脏腑虚实。《素问》曰："诸风掉眩，皆属于肝。"肝阳上亢和肝阴亏虚皆能引起眩晕，在脾和肾多属虚证。若肝阴亏损，不能制阳，阳亢于上，扰动清窍可致眩晕；若肾精不足，髓海不充亦可致眩晕，然肝与肾，乙癸同源，故临床上肝肾阴虚的患者或伴有肝肾阴虚的患者较为常见。但目前部分临床医生想当然地认为高血压眩晕以肝阳上亢之实证为主，不详细辨证，均以平肝息风为主治大法，往往疗效不尽如人意，故临床上应结合四诊，明辨病机方能准确用药。

　　本例辨证属肝肾阴虚，故选用《麻疹全书》中杞菊地黄丸加减，该方有六味地黄丸之滋阴养肝的功效，又有菊花平抑肝阳的效用。《素问》里有"年四十而阴气自半"，"年五十以后，阳气日衰。"可见中老年人群，脏腑功能衰退，气血失调而运行不畅，可因虚致瘀，另外该患者患有眩晕多年，叶天士云："久病必治络，其所谓病久气血推行不利，血络之中必有瘀凝，故致病久缠绵不去，必疏其络而病气可尽也。"冯师再结合多年行医经验，认为肝肾阴虚型眩晕患者在滋补肝肾的基础上需注重活血通络，以防瘀血形成，因瘀血阻于脑络，清窍失养又可致眩晕加重，故运用怀牛膝、川芎、丹参、地龙活血化瘀、疏通经络。又肝肾阴虚，水不涵木，肝阳化风，气血并逆，直冲犯脑，引起中风，故肝肾阴虚型眩晕极易演变为中风，冯师运用磁石、珍珠母重镇降逆之品以平肝潜阳，白芍柔肝平肝，预防中风的发生。

推之方药，亦可选用六味地黄丸、左归饮（熟地黄、山药、枸杞子、茯苓、山茱萸）等配伍活血化瘀、疏经通络、平肝潜阳的方药或《医学衷中参西录》之镇肝熄风汤和天麻钩藤饮去清肝热之品加入活血通络的方药，其总原则不离滋补肝肾、活血通络、平肝潜阳。

第五节 上 下

呼出心肺吸肝肾，标本虚实要兼顾

——痰喘证（上实下虚）

> 李某，男，70岁，2010年4月在外院住院治疗，11日邀余会诊。患者以"反复咳喘20余年"为主诉入院治疗，临床诊断为：肺气肿、慢性支气管炎、肺心病。刻下：半卧床不起，稍动便喘息连连，夜间加重，尤以平卧为甚。痰多如沫，喉中痰鸣，胸膈满闷，鼻音重，倦卧畏寒，心悸浮肿，苔白厚腻，脉左弦滑、右虚大、尺脉沉细。

【辨证论治】

病性：痰喘甚者多为实证，然患者除痰多喉鸣、苔白厚腻等肺实证表现外，尚有倦卧畏寒、稍动即喘、尺脉沉细等肾虚证表现。故可定为上实下虚证。

病位：《难经·第四难》云："呼出心与肺，吸入肾与肝。"患者痰喘痰多，其病在肺；稍动即喘，乃肾不纳气表现。故病位以肺、肾两脏为主。

辨证属上实下虚喘证，治宜降气祛痰，纳气平喘。拟苏子降气汤加味。

处方：苏子 15g　化橘红 10g　法半夏 15g　当归 15g
前胡 15g　肉桂 10g　厚朴 10g　天竺黄 10g　全瓜蒌 20g

冬瓜仁 30g　浙贝母 15g　甘草 10g　细辛 3g　五味子 10g
地龙 10g　茯苓 30g

嘱服 3 剂，每日 1 剂。

二诊：服 5 剂后即觉喘息渐定，服完 10 剂痰少，但仍偶感胸闷，稍有喘促，倦卧畏寒，气少难息，脉虚无力。前方增补肾阳之品。

处方：苏子 15g　化橘红 10g　法半夏 15g　当归 15g
前胡 15g　肉桂 10g　厚朴 10g　五味子 10g　山萸肉 30g
肉苁蓉 15g　锁阳 15g　人参 10g　黄芪 30g　地龙 10g　甘草 10g

嘱服 10 剂。

【本案提示】

病机	上盛下虚喘证
病症	喘促、痰多、倦怠畏寒、气短难续、苔白厚腻、脉虚等
方证	苏子降气汤加味
经验用药	地龙、山萸肉、肉苁蓉、黄芪、人参

《类证治裁·喘症》指出："肺为气之主，肾为气之根。肺主出气，肾主纳气，阴阳相交，呼吸乃和。"故喘证的发病机理主要在肺和肾。喘证的病理性质有虚实之分。实喘在肺，为外邪、痰浊、肝郁气逆，邪壅肺气，宣降不利所致；虚喘责之肺、肾两脏，因阳气不足，阴精亏耗，而致肺肾出纳失常，且尤以气虚为主。对于虚实错杂，每多表现为痰浊壅阻于上，肾气亏虚于下的上盛下虚证候。在喘证治疗方面，以恢复气机升降出入为目的，使气息呼出无碍，吸入顺利。而对于上盛下虚证，初当祛痰平喘以治上实，兼顾下元。待痰、喘减轻时，

大用温肾纳气之品，兼以祛痰平喘之药。故冯师在治疗上实下虚喘证时每用苏子降气汤加减。

苏子降气汤出自《太平惠民和剂局方》，其卷3云："治男女虚阳上攻，气不升降，上盛下虚，膈壅痰多，咽喉不利，咳嗽……肢体倦怠……肢体浮肿，有妨饮食。"本方为痰涎壅肺为主，肾阳不足为辅，因此在选药处方上以苏子、半夏、厚朴、前胡等降气祛痰平喘药为主，而稍加肉桂、当归温补下元，纳气平喘。本例患者初诊时，喘息不能平卧，痰涎壅盛，胸膈满闷，一派上实之象，故宜在苏子降气汤的基础上加用天竺黄、瓜蒌、大贝等化痰平喘药，其中地龙入肺善走，能通肺络而平喘，冯师于痰盛咳喘证习用此药以助祛痰平喘之力。此方祛痰之药寒温并用，而使药性平和，正合肺脏不耐寒热之说，共奏降气平喘、祛痰止咳之效。

二诊时患者痰浊减轻，而下虚之证渐显，故处方时在苏子降气汤的基础上加用补肾纳气之品。对于肾不纳气之证，冯师喜重用山萸肉20~30g，山萸肉味酸性温，大能收敛元气，以救欲脱之元气，且其敛正气而不敛邪气，用于虚实夹杂者尤其适宜。肉苁蓉又名大云，不仅有补肾之功，且能润肠通便，而肺与大肠相表里，其气相同，临床观察本病多为年老之人，阴津亏虚，常常合并有便秘，用肉苁蓉大便得通畅后，常收便通喘止之效，此乃肺气得肃降之故。肺脾为母子之脏，"实则泻其子，虚则补其母"，故加用人参、黄芪补脾气，取"培土生金"之意。

推之方药，祛痰上亦可选用二陈汤、三子养亲汤之类；补肾平喘上可选用《症因脉治》都气丸（五味子、熟地、山萸肉、怀山药、泽泻、丹皮、茯苓）等加减。

本例虽以痰多如沫、喉中痰鸣、胸膈满闷等标实证为初诊主证，但仔细观察有肾不纳气虚喘表现，若用药只顾祛痰，恐有喘脱之险。冯师临床上对于即使没有肾虚表现的慢性咳喘，亦常加补肾纳气之品，以防喘脱于未然。

　　本病辨证施治需分清标本虚实，标急者以治标，待标实得解方可治其本。且喘证多为慢性病，常反复发作，故需嘱咐患者注意饮食起居，寒热温凉。同时，根据"冬病夏治"理论，可配合三伏天穴位贴敷，对于减少、减轻疾病发作有较好的效果。

五脏六腑皆致淋，八正石韦热淋治

——热淋（下焦湿热）

郭某，女，30 岁，2007 年 8 月 16 日就诊。患者 1 周来恶寒发热，腰酸身倦，小腹拘急胀痛，尿频，尿急，尿痛，尿色深黄混浊。就诊西医院行尿常规：脓球（++）、红细胞（++）、白细胞（+++）、蛋白（+），血常规白细胞明显升高。服用西药氟哌酸 3 天未效。舌红，苔黄腻，脉滑数。

【辨证论治】

病性：患者突发尿频、尿急、尿痛，多属于湿热蕴结下焦，膀胱气化不利所致；湿热之邪侵袭于肾，阻滞经络气血运行，则见腰酸身倦，正所谓"腰为肾之府"；湿热蕴结，邪正交争，则病发骤然，恶寒发热。再结合舌红、苔黄腻、脉滑数则可定为湿热证。《景岳全书》中提到："淋之为病，则无不由乎热剧，无容辨矣。"

病位：尿液的按时排放由下焦肾气与膀胱之气的激发和固摄作用调节，膀胱开合有度，尿液可及时地从溺窍排出体外。膀胱受湿热之邪侵袭，影响到肾气蒸化，导致小便色质以及排出的异常。正如隋代巢元方《诸病源候论·淋病诸候》中提出："诸淋者，由肾虚而膀胱热故。"是故病位定于下焦。

辨证属下焦湿热下注，蕴结膀胱，治宜清热利湿、利尿通淋，予以八正散加减。

处方：瞿麦 20g　萹蓄 20g　夏枯草 15g　滑石 15g　木通 10g　车前草 30g　焦栀子 10g　盐黄柏 15g　虎杖 15g　黄芩 15g　石韦 30g　红藤 30g　台乌 15g　怀牛膝 15g　萆薢 30g　甘草 10g

嘱服 3 剂，日 1 剂，早晚分服。嘱多饮水，忌食辛辣、肥甘厚味之品，同时穿宽松透气内裤。

二诊：服 3 剂后，热退，尿频、尿急、尿痛症状大减。尿常规：脓球（＋）、红细胞少许、白细胞（＋）、蛋白（－），血常规白细胞数下降。前方既效，效不更方。又服 3 剂后，症状消失，尿常规正常。

【本案提示】

病机	下焦湿热
病症	尿频、尿急、尿痛、小腹拘急、恶寒发热等
方证	八正散加减
经验用药	石韦，红藤，萆薢，虎杖

淋证属临床常见病、多发病。好发于女性，其中尤以婚育女性、幼女和老年妇女患病率高，而淋证中又以热淋居多。淋证的诱因多是下阴不洁，秽浊之邪侵入下焦，蕴成湿热，而为热淋。其病机主要是湿热毒邪下注膀胱，气化不利。发病一般比较急剧，多见于淋证之初期，一般均有尿频、尿急、赤热涩痛、发热、舌质红、苔黄、脉数等湿热炽盛的表现。《外台秘要》将淋证分为石淋、气淋、膏淋、劳淋、热淋五种，热淋在症状上多以小便频数短涩、滴沥刺痛、欲出未尽、小腹拘急或痛引腰腹为主。

淋证的主要病位在肾与膀胱，却与其他脏腑有密切关系，正如《中脏经》所曰："五脏不通，六腑不和，三焦痞涩，营卫耗失，皆可致淋。"其中肺为水之上源，肺气不得宣畅，则小便淋沥不尽，故治疗中注意宣通肺气，自有通淋之效，同时宣肺调气亦有助于祛湿，肺主一身之气，气化湿亦化，故治淋除湿，宣肺亦能收效。心与小肠具有相互络属的关系，心的功能正常，小肠亦无下扰之心火，无下扰之心火则无热淋之症。同时心与肾为水火之脏，心的功能正常则水火既济，则肾无所伤。

本例辨证属膀胱湿热证，因此采用清热解毒、化湿、利尿通淋这一治疗热淋的基本原则，冯师临床常采用局方八正散加减，八正散是针对湿热下注所引起的病症，故凡是湿热所致的下焦病症、男女生殖系统方面的疾患均可应用。热淋发生的原因，主要就是由于湿热蕴结下焦。冯师常重用车前草，本品清热利尿作用明显，民间常用单味药煎服治疗淋证的小便不利。

冯师在治疗热淋中常重用用石韦，利水通淋，清肺泄热，《神农本草经》中记载石韦："主劳热邪气，五癃闭不通，利小便水道"；红藤清热解毒利尿；萆薢利湿去浊，《本草正义》中称其"性能流通脉络而利筋骨，入药用根，则沉坠下降，故主治下焦"；虎杖清热解毒利湿，《药性论》称其"治大热烦躁，止渴，利小便，压一切热毒"；滑石通窍门以利溲；生甘草泻火缓茎中之痛；木通降火利小肠之水；栀子清三焦之热。

推之方药，亦可选用二妙散、四妙散、龙胆泻肝汤之类加减清热祛湿、利水通淋。若兼有血尿可选小蓟饮子或《太平惠民和剂局方》五淋散（茯苓、当归、生甘草、山栀子、赤芍药）等方清热凉血、利水通淋。此外，可用白茅根、土茯苓、白花蛇舌草、大叶紫珠等清利下焦湿热。

淋证的治法，古有忌汗、忌补的说法，因淋证多属膀胱有热，阴液常感不足，而辛散发表，用之不当不仅不能退热，反有劫伤营阴之弊。然冯师认为临床实际却未必都是如此，若淋证由外感而发，症见恶寒发热明显，仍可适当使用辛凉解表之剂。对于淋证忌补之说，为针对实热之证而言，若脾虚中气下陷，肾虚下元不固，自当用益气补肾等法治之，不必有所禁忌。

临床上肾阴虚夹湿热型淋证易误诊为此型，此类病人多属现代西医谓之慢性肾盂肾炎急性发作期。临床见小便赤涩疼痛，淋沥不已，伴腰酸膝软、神疲乏力或手足心热、低热等，其病之本为肾阴不足，兼受湿热之邪致病，故治疗应以滋阴补肾为主，兼以清热利湿。

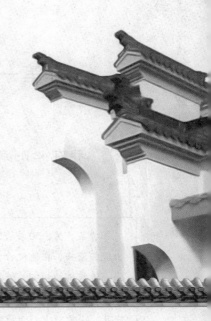

第三章　复杂病机

第一节　并列关系

邪在心则病心痛，本虚标实当明辨
—— 胸痹（心气亏虚，瘀阻心脉）

> 曹某，男，50岁，2010年8月25日就诊。2年前无明显诱因出现胸闷痛，在他院诊断为"冠心病"，其后间服"消心痛"等药物，诉病情控制可，近2月来胸痛频发，痛处固定不移，入夜痛甚，活动后痛甚伴气短乏力，不欲饮，双足肿，按之凹陷没指，可缓缓恢复，小便短少，舌质紫黯，苔薄白，脉弦涩。

【辨证论治】

病性：胸痛固定，入夜痛甚，为瘀阻心脉之象；活动后气短乏力，为气虚的表现。结合舌脉不难得知本例病性属心气亏虚，瘀阻心脉。

病位：从脏腑学说来看，五脏诸虚皆能生病。《医学真传》谓："人之一身，皆气血之所循行，气非血不和，血非气不运。"血行脉中主要依靠心气的推动，若心气虚则"气停则血凝"，血凝脉中。《灵枢·五邪》篇有"邪在心则病心痛。"故本病病位在心。

本病例属心气亏虚、瘀阻心脉，治宜活血化瘀，通脉止痛，补益心气兼以行水消肿，予冠心二号合生脉散加减。

处方：丹参30g　降香15g　川芎15g　红花10g　五味

子 10g　麦冬 15g　党参 30g　黄芪 30g　桂枝 30g　茯苓 30g　泽泻 20g　冬瓜皮 30g　车前子 20g（包煎）　枣仁 20g 当归 15g

嘱服 5 剂，每日 1 剂，温服，忌辛辣、饮酒及肥甘厚味之品。

二诊：诉服药后胸痛大减，但活动后仍觉气短，双足肿退，小便如常，精神转佳。观其舌脉如前，原方去利水诸药继进。

处方：丹参 30g　降香 15g　川芎 15g　红花 10g　五味子 10g　麦冬 15g　党参 20g　黄芪 30g　桂枝 30g　枣仁 20g　当归 15g

嘱服 5 剂，每日 1 剂，温服，忌辛辣、饮酒及肥甘厚味之品。

【本案提示】

病机	心气亏虚、瘀阻心脉
病症	胸痛、气短乏力、舌质紫暗等
方证	冠心二号合生脉散加减
经验用药	桂枝

胸痹病性属本虚标实，《金匮要略·胸痹心痛短气病脉证治第九》说："夫脉当取太过不及，阳微阴弦，即胸痹而痛，所以然者，责其极虚也，今阳虚知在上焦，所以胸痹心痛者，以其阴弦故也。"因此胸痹心痛的病机可以概括为"阳微阴弦"，即心胸阳气不足同时阴邪内盛，因此本病例心气阴亏虚是本虚，瘀阻心脉为标实。瘀血为实邪，阻于心脉，不通则痛而致胸痛固定不移；夜属阴，血亦属阴，入夜心脉血瘀渐盛，

故胸痛入夜加重；水与血皆属阴，互宅互生，瘀血可致水肿，瘀血、水肿日久，气机不利则小便短少，气血亏虚则活动后气短乏力。

本例胸痛属心气亏虚、瘀阻心脉，故选用冠心二号汤合生脉散。冠心二号汤善行气活血、化瘀通脉，临床多用于治疗气滞血瘀之胸痹心痛，此例亦取此意；生脉散能益气生津，敛阴止汗，多用于气阴两虚证，《医方集解》论本方："人有将死脉绝者，服此能复生之，其功甚大"，本例取其益气生津之功，以达到充心气助血行、滋心阴养心体的作用。《名医别录》谓桂枝"温经通脉"，"主治心痛"，冯师取此意，临证常用桂枝以助前方活血化瘀通脉之功。然本例还有双足水肿之证，故合用利水诸药以去其标，再诊时水肿消退，拟方时在原方的基础上去其利水诸药，若冯师不晓辨证论治之精髓则难以及此。

推之方药，活血化瘀亦可选用血府逐瘀汤、桃红四物汤或《时方歌括》之丹参饮（丹参、檀香、砂仁）等，其总则不离活血行气、化瘀通脉；在补气方面可选用四君子汤、《博爱心鉴》之保元汤（黄芪、人参、炙甘草、肉桂、生姜）或炙甘草汤。

冯师常言此证之心痛需明辨本虚标实、孰轻孰重，总以补虚不忘活血、活血切勿伤正为准则，比如病初以治标为主，若有气虚之象则勿忘本虚；病久气虚较明显时着重补虚以求本，且必须长久治疗以图全功。治本病除了积极的药物治疗外，还应注重患者的自身调养，常告诫患者戒烟酒，饮食清淡，尽量避免食用动物油脂，保证适当的睡眠，保持心情愉悦，引导患者进行适当的锻炼，如此药、食、寐、动相结合，疗效益彰。

本虚标实辨胸痹，痰瘀交阻宜化通

——胸痹（心气阴虚，痰瘀内阻）

李某，女，70 岁，素体肥胖，2010 年 8 月 30 日就诊。5 年前活动后出现胸闷，无明显胸痛，肢体沉重，近 3 月来胸闷加重伴绞痛，痛处固定不移，时有夜间憋醒，常在阴雨天加重，夜寐欠佳，口唇色紫暗，舌红，苔腻，脉弦滑。

【辨证论治】

病性：肢体沉重为脾气亏虚，痰阻经络；口唇紫黯属瘀血内阻；胸痛固定，阴雨天加重，为阴邪作祟；夜寐难安是心气阴不足的表现；舌脉之象为痰和瘀血的表现。综合分析本例病性属心气阴两虚，痰瘀内阻。

病位：同前篇所述病位在心。

本病例属心气阴两虚，痰瘀内阻，治宜豁痰开结，活血化瘀，气阴双补，予瓜蒌薤白半夏汤合冠心二号、生脉散加减。

处方：薤白 15g　瓜蒌 15g　厚朴 15g　丹参 30g　降香 15g　川芎 15g　红花 10g　五味子 10g　麦冬 15g　党参 30g　黄芪 30g　枣仁 20g　当归 15g　桂枝 10g

嘱服 5 剂，每日 1 剂，温服，忌辛辣、饮酒及肥甘厚味之品。

二诊：1 周后复诊诉胸闷程度减轻，仍时有绞痛，然持续时间缩短，偶有夜间憋醒，仍觉肢体沉重，但精神转佳，口唇之色无明显改善，察舌脉如前，再拟原方 5 剂。

三诊： 1 周后再次复诊基本无胸闷感，夜间偶有轻微胸痛，夜寐安，无憋醒现象，肢体轻爽，精神极佳，口唇稍转红润，舌红，苔薄腻，脉微弦。可见痰湿已化，瘀血仍存，原方去瓜蒌薤白半夏汤继服 5 剂，并注重饮食、情志调治。

【本案提示】

病机	心气阴两虚，痰瘀内阻
病症	胸闷、胸痛、夜间憋醒、肢体沉重乏力等
方证	瓜蒌薤白半夏汤合冠心二号、生脉散加减
经验用药	桂枝

本病病性属本虚标实，如前篇所述胸痹心痛的病机可以概括为"阳微阴弦"，即心胸阳气不足同时阴邪内盛，就本病例而言心气阴两虚是本，痰瘀阻于心脉为标。患者素体肥胖，李中梓云："肥人多湿，湿夹热而生痰。"故此属痰湿之体，痰湿积久困脾生痰。而《医贯》云："痰也，血也，水也，一物也。"因此唐容川在《血证论》里说"痰亦可化为瘀"，"血积既久亦能化为痰水。"可见津血同源，痰阻血难行，血凝痰易生。本例痰瘀内阻于心脉，不通则或闷或痛，正如曹仁伯在《继志堂医案》中所言："胸痛彻背，是名胸痹……此痛不唯痰浊，且有瘀血，交阻膈间。"《杂病源流犀烛》云痰邪致病"上至巅顶，下至涌泉，随气升降，周身内外皆到。"故痰邪盛可致周身经络不通，则肢体沉重。

本例胸痛属心气阴两虚，痰瘀内阻，治宜扶正祛邪，气阴同补，痰瘀同治，故选用瓜蒌薤白半夏汤合冠心二号、生脉散加减。瓜蒌薤白半夏汤善通阳散结，祛痰宽胸，临床多用于治疗胸痹而痰浊较甚，胸闷痛，不能安卧者，此例亦取此意，合活血化瘀之川芎、丹参、红花、当归则痰化瘀去。生脉散的功用同前篇所述，能充心气助血行，滋心阴养心体，加入黄芪以增强补益脾气之力。桂枝之性亦已在前篇论述，能"温经通脉"，"主治心痛"，冯师取此意，临证常用桂枝以助前方祛痰化瘀之功。初诊时见夜寐不安则加入养心安神之要药酸枣仁，且有引诸药归心经的功效。

本例有气阴两虚之病机而用行气之厚朴，何意也？盖《丹溪心法》云："善治痰者，不治痰而治气，气顺则一身之津液亦随之而顺矣。"唐容川亦云："凡治血者必调气，使气不为血之病，而为血之用，斯得之矣。"故用行气之厚朴畅达气机以达痰瘀分消之功。

推之方药，在活血化瘀上亦可选用血府逐瘀汤、桃红四物汤、失笑散或《时方歌括》之丹参饮（丹参、檀香、砂仁）等，其总则不离活血行气、化瘀通脉；在补气阴方面可选用炙甘草汤；还可用补阳还五汤补气活血或《世医得效方》之十味温胆汤（半夏、枳实、陈皮、茯苓、酸枣仁、远志、五味子、熟地黄、条参、粉草、生姜、大枣）以补气、养血、化痰。

冯师常言此类痰瘀之病，多久治难愈，若病友患病多年则久病入络，入络则需加用善通络之虫类药，诸如水蛭、地龙等。

风寒外束颈强痛，效仿《伤寒》葛根法

——痹证（风寒阻络，气血瘀滞）

> 　　王某，女，35 岁，2010 年 5 月 3 日就诊。患者有颈椎病史 5 年，CT 示：C4~C6 椎体骨质增生，颈椎生理曲度变直，经常感觉颈项肩背僵硬、酸困不适，曾做推拿治疗，但效果不能维持。昨日因受凉后，颈项肩背僵硬、发紧，并感困重不适，左手麻木，放射至大拇指。刻下：颈项肩背僵硬、发紧，并感困重不适，活动不利，畏风，左手麻木，放射至大拇指，舌淡红，苔薄白，舌下络脉迂曲，脉弦紧。

【辨证论治】

　　此病例在中医属痹证范畴，患者素有颈部不适，然左手麻木为受凉后出现的新症，加之颈项发紧、畏风、苔薄白、脉紧，可知为风寒束络。然患者有颈椎病史，且左手麻木，放射至大拇指，舌下脉络迂曲，脉弦，这些都是气滞血瘀的表现。综上所述，本患者为外感风寒、气血瘀滞经络。

　　辨证属气血痹阻颈项经络，加之风寒外束所致麻木不适，治宜活血化瘀，解肌通络缓急。拟葛根汤合冠心二号加减治疗。

　　处方： 葛根 20g　麻黄 5g　桂枝 10g　白芍 15g　丹参 30g　降香 15g　川芎 15g　羌活 15g　红花 10g　威灵仙 20g　寻骨风 20g　乳香 10g　没药 10g　土鳖虫 10g　黄芪 30g

三七粉 3g（吞）　甘草 10g

　　嘱服 5 剂，日 1 剂，注意保暖，并适当活动颈部。

【本案提示】

病机	风寒阻络，气血瘀滞
病症	左手麻木、颈项僵硬发紧、畏风、舌下脉络迂曲、脉弦紧等
方证	葛根汤合冠心二号加减
经验用药	威灵仙、寻骨风、乳香、没药、土鳖虫

　　颈椎病属于中医学"痹证"、"痉病"、"眩晕"等范畴。中医学认为，"邪之所凑，其气必虚"。颈项部是督脉、足太阳及手足少阳经脉循行部位，诸阳脉皆会于督脉，因此当颈项部感受风寒湿邪时，首先侵袭诸阳经脉，使经脉不利，营卫失和，气滞血瘀，不通则痛。经络痹而不通，深入骨骱，使关节、肌肉、筋脉变性，致颈部关节肿胀、畸形。对于本病的治疗，冯师认为需以活血通络为主，再根据具体情况随症加减。

　　在选方上，冯师喜用葛根汤合冠心二号加味治疗。《伤寒论》曰："太阳病，项背强几几，无汗，恶风，葛根汤主之。"葛根汤具有解肌发表、升津液、舒经脉之功，适用于邪郁太阳之头痛。冯师根据葛根汤解肌通络、舒挛缓急的作用，常常用于治疗颈椎病。在本例中，一方面用桂枝、麻黄、羌活等祛风散寒，解肌疏表；另一方面重用葛根，疏通经络，《本草纲目》："葛根乃阳明经药，兼入脾经，脾主肌肉。"用白芍者，与葛根相须以通络脉、缓挛急，现代研究证明，二者能解除中枢性及末梢性肌肉痉挛。丹参、降香、川芎、红花等为冠心二号，在活血祛瘀法中冯师习用此方。张锡纯认为乳香、没药为宣通脏腑、流通经络之要药，故冯师用二药以行气活血，加强冠心二号活血祛瘀之力。用威灵仙、寻骨风者，既可祛风又可疏通经络。黄芪者，张锡纯在《医学衷中参西录》说："《本经》谓黄芪主大风者，以其与发表药同用，能祛外风。"大剂量黄芪对治疗半身麻木因风者有奇效，且此用黄芪可起气旺则血行之功。本证重用冠心二号等药，一方面为活血祛瘀，另一方面取"治风先治血，血行风自灭"之意。

在活血方药上，亦可选用桃红四物汤、失笑散、王清任《医林改错》身痛逐瘀汤等，但均需配合大剂葛根方能收效迅速。

本例辨证需分清标本缓急，颈椎病为慢性久病，左手麻木的产生是在瘀血痹阻的基础上，又受风邪侵袭而出现的，故风邪为诱因，血瘀为病本。因此在治疗上光治血瘀，则有可能使风邪内入经络，而光治风邪终不能痊愈。故治疗需标本同治，或先祛外感之风，再活血通络。

心火肝脾湿热搏，三黄百蛇能攻坚

——肾囊风（风、湿、热夹杂为患）

> 张某，男，24岁，2010年9月14日初诊。患者近日左侧大腿内侧出现棕红色湿疹，奇痒难忍。初起时仅仅觉瘙痒不适，未经治疗，后瘙痒愈加严重，难忍时在公共场合亦搔抓会阴部，常觉难堪。自行在药房买皮康王外涂，虽可止一时止痒，但极易复发，且愈发愈严重。因长期搔抓，局部有手掌大小皮损，皮损处色素沉着，并有黄色液体渗出，量不多，瘙痒时心烦易怒，常常搔抓出血才觉爽快，口苦，小便黄。查：舌质红，苔薄，脉滑微数。

【辨证论治】

病性：以瘙痒难忍为主要表现，中医认为瘙痒为风邪作祟，因风邪有"善行而数变"特性；皮损液体渗出，为湿邪表现；心烦易怒、口苦、舌红、脉数为热邪特点；三邪合邪夹杂而至，诚如《诸病源候论》云："浸淫疮，是心家有风热。发于肌肤，初生甚小，先痒而后痛成疮。汁出浸渍肌肉，浸淫渐阔，及遍体。"阐明了湿疹的病机主要为风、湿、热。

病位：《素问·至真要大论》云："诸痛痒疮，皆属于心。"心主火，主热，火盛则疮痒，且心烦易怒、口苦亦为心火过旺之症；脾为湿邪所困，郁久可化热，湿热下注蕴积肌肤则疮处渗液；又病变部位在大腿根部，为足厥阴肝经所过之处，湿热之邪循经而发病。故病位定为心、脾、肝三脏。

辨证属心火过旺，肝脾湿热为患。治宜清心降火，燥湿止痒，拟三黄百蛇汤加味。

处方：黄连 10g　黄芩 15g　盐黄柏 20g　丹皮 15g　紫草 15g　苦参 15g　百部 20g　蛇床子 15g　白鲜皮 15g　地肤子 20g　海桐皮 20g　土茯苓 50g　木通 10g　泽泻 20g　甘草 10g

嘱服 5 剂，每日 1 剂，忌辛辣、饮酒及肥甘厚味之品，穿宽松纯棉透气内裤。

二诊：服前方 5 剂后，痒感已缓解，大部分皮损渗出已停止，皮损平复，色素转淡，未见新生之皮疹，纳食已增，二便正常。再以前方 5 剂治疗。

三诊：再服 5 剂后痒感已止，皮损已恢复正常，色素浅淡，舌质转淡红，脉象平和，心烦易怒消除，再以上方 3 剂减量巩固疗效。

【本案提示】

病机	心火过旺，肝脾湿热
病症	湿疹瘙痒难忍、皮损液体渗出、心烦易怒等
方证	三黄百蛇汤加味
经验用药	白鲜皮、地肤子、苦参、土茯苓、海桐皮

中医认识湿疹由来已久，古籍记载很多，《素问·至真要大论》中就载有"诸痛痒疮，皆属于心"，"诸湿肿满，皆属于脾"。认为心脾与皮肤瘙痒及皮损发病存在密切关系。《诸病源候论·疮候》记载："疮者，由肤腠虚，风湿之气，折乎血气，结聚所生……递相对，如新生茱萸子。痛痒搔抓成疮，黄汁出，浸淫生长，折裂，时瘥时剧。"又云："湿癣者，亦

有匡郭，如虫行，浸淫，亦湿痒，搔之多汁成疮，是其风、毒气浅，湿多风少，故为湿癣也。"清代《医宗金鉴·外科心法要诀》中记载浸淫疮："此证初生如疥，瘙痒无时，蔓延不止，抓津黄水。浸淫成片，由心火脾湿受风而成。"黄水疮："此证初生如粟米，而痒兼痛，破流黄水，浸淫成片，随处可生。由脾胃湿热，外受风邪，相搏而成。"

清《医宗金鉴·外科心法要诀》中有："肾囊风乃肝经风湿所成。"不仅指出了阴囊湿疹的发病原因在于肝经湿热，并与发病部位联系在一起。并精炼地概括了本病的基本病因病机"由心火脾湿受风而成"，"由湿热内搏，滞于肤腠，外为风乘，不得宣通"。故冯师治疗从心、脾、肝论治。

治疗选用自拟三黄百蛇汤（黄连、黄芩、黄柏、百部、蛇床子）。三黄清热燥湿、解毒；百部、蛇床子杀虫止痒。虽仅五味，可共凑标本兼治疗效。经验用药上，常加白鲜皮、地肤子、苦参、土茯苓、海桐皮。白鲜皮、地肤子清热祛风、燥湿止痒，为冯师治疗皮肤病之经验药对；后三味加强清热燥湿、杀虫止痒功效。其中土茯苓可大剂量应用至50g，过去困难时期常有人挖取充饥，国医大师、长春中医药大学任继学教授治疗肾病常用200g解毒利水，亦未见任何毒副作用。

推之方药，亦可选用龙胆泻肝汤或《成方便读》四妙散（黄柏、苍术、川牛膝、薏苡仁）或湖北中医药大学附属医院经验方湿疹汤（赤芍、丹皮、大青叶、紫草、黄芩、土茯苓、白鲜皮、苦参、蜈蚣、僵蚕、蝉蜕、地龙、生草）等之类，其原则不离清热燥湿止痒。

冯师在治疗湿疹过程中，早期亦根据足厥阴肝经循行阴器，而选用龙胆泻肝汤，虽有一定疗效，但不理想，经过临床探索，拟定三黄百部汤治疗湿疹，疗效较龙胆泻肝汤为佳。此外，本病主要以瘙痒为主，不能误认为血热而使用犀角地黄汤治疗，因为湿疹其主要病邪为湿邪，若寒凉太过而无燥湿之品则恐伤及脾胃，有碍湿邪外出。只有对以血热为主的皮肤瘙痒症方能使用犀角地黄汤治疗。

外寒里热痰浊阻，清热散寒需兼顾

——哮证（寒包火哮证）

> 王某，男，50岁，2010年4月3日就诊。哮喘反复发作6年余，平素喜饮酒，发作则咳喘黄痰，夜间不能平卧，每次均在西医诊所输液治疗缓解。近日因感受风寒而至哮喘发作，再次输液一周效果不明显，而求治于中医。诊见：喉中哮鸣有声，胸闷，咯痰色黄，呼吸急促，不能平卧，畏冷，吸入冷气后咳喘尤甚，小便黄，舌红，脉浮弦且数。

【辨证论治】

哮喘多年，多为肺肾两虚证，然观患者喉中哮鸣有声，咯痰色黄，不能平卧，舌红，脉弦数，为一派实热痰浊之象；而患者尚有畏冷，吸入冷气后哮喘加重，脉浮，此为外感风寒之征。故本例患者为外感风寒，内有郁热之寒包热哮证。

辨证属痰热壅肺，复感风寒，客寒包火，肺失宣降，以致哮喘急性发作。治宜解表散寒，清热化痰。拟小青龙汤加石膏汤加减。

处方：麻黄10g 生石膏30g（先煎） 杏仁15g 桂枝10g 白芍15g 五味子10g 细辛3g 法半夏15g 干姜10g 黄芩15g 浙贝母15g 苏子15g 地龙15g 知母15g 石韦10g 甘草10g

嘱服5剂，每日1剂，忌生冷饮食。

【本案提示】

病机	寒包火哮证
病症	喉中痰鸣、咳痰色黄、呼吸急促、畏冷、舌红、脉浮弦且数等
方证	小青龙汤加石膏汤加减
经验用药	地龙、石韦

哮病是一种发作性痰鸣气喘疾患，中医很早就认识到此病，此病名最早见于南宋王执中的《针灸资生经》。哮病病理因素以痰为主，痰饮的产生由脾虚失运，五谷不化精微，久之使宿痰内伏，后因感受外邪，或其他诱因而触发。其急性发作期为外感六淫之邪侵袭于肺卫，导致肺失宣降，呼吸不利，气逆喘鸣，咳嗽痰多，表现为邪实为主，病变重点在肺，以痰阻气闭为基本病机。正如《病因脉治·哮病》所谓："哮病之因，痰饮留伏，结成窠臼，潜伏于内，偶有七情之犯，饮食之伤，或外有时令之风寒束其肌表，则哮喘之症作矣。"

朱丹溪在《丹溪心法》云："哮喘专主于痰……专主热燎。"本例患者有哮喘病史长达 6 年以上，患者体内素有痰浊伏藏，且其爱好饮酒，痰浊借酒之湿热之性，郁久化热，故成痰热之证。外感寒邪闭塞营卫，促动体内痰热，痰热随气上升，搏结于气道，肺气宣降失常，而致痰鸣气喘，外见恶寒怕冷，内见咯痰色黄，舌红。

本例辨证属寒包火哮，故选用《伤寒论》小青龙汤加减。本方临床多用于咳嗽、哮病、头痛之属外寒内饮证。《伤寒论》第 40 条谓："伤寒表不解，心下有水气"，可知本证外有风寒表实，内有宿痰水饮，外寒内饮相搏，壅塞于肺，肺失宣降，故咳嗽喘息。其加石膏者，为小青龙加石膏汤，小青龙加石膏汤除石膏外，余药与小青龙汤相同，故除解表散寒、温肺化饮外，还具有清解郁热的作用，适用于里重于表、热重于饮之"肺胀，咳而上气，烦躁而喘，脉浮"。此外，加黄芩、知母、大贝母以清郁热，化热痰。地龙咸寒能清热平喘，《得配本草》谓其"能引诸药到达病所，除痰结。""肺为水之上源"，石韦甘苦微寒，清肺止咳，且能利尿，使痰饮之邪从小便而去，以利哮病治疗。现代研究证明地龙、石韦能缓解支气管平滑肌痉挛，故冯师治疗热性哮病定用此二药。辨证加专药治疗热哮，临床每每取效。

推之方药，亦可选用《金匮要略》厚朴麻黄汤、麻杏石甘汤之类。厚朴麻黄汤由厚朴、麻黄、石膏、杏仁、半夏、干姜、细辛、小麦、五味子等组成，用于饮邪迫肺，夹有郁热，咳逆喘满，烦躁而表寒不显著者，目的在于宣肺平喘，利气除满。

本方辨证需细致，患者喉中哮鸣有声，胸闷，咳痰色黄，呼吸急促，不能平卧，小便黄，舌红，脉浮弦且数，此为一派热哮证，若医者审病不仔细，而单以热哮论治，而尽用寒药，必会引外寒内陷；如只以恶寒怕冷而用小青龙汤解表散寒，温肺化饮，则有可能促使热邪内亢。故临床治疗疾病，需四证合参，心细周到。

《素问·四时调神大论》云："所以圣人春夏养阳，秋冬养阴，以从其根。"对于哮喘易在冬季受寒邪侵袭而发病者，可在夏季三伏天，采用穴位贴敷的方法，来减少冬天哮喘发作的次数和严重程度。

头晕误辨为肝火，虚处当从细中看

——头晕（肝肾阴虚，肝阳上亢）

邓某，男，45 岁，头晕 10 天。患者诉曾经无头痛头晕病史，两日前与好友聚会，用餐饮白酒后打麻将至次日天明，休息至今日清晨，起床后自觉头晕伴目胀痛、耳鸣，故至医院求诊，行血糖、血脂、心电图、颅脑 CT 等检查，均未见异常。测血压为 170/110mmHg，西医予降压药治疗，血压控制不佳，时高时低，头晕症状未能缓解，故求诊于中医。询问其既往血压及相关情况，诉血压未见异常（注：患者未规律监测血压），但其父逝于中风，查舌脉见：舌红，苔黄微腻，脉细弱。

【辨证论治】

病性：突起头晕，多属实证，又双眼胀痛，耳鸣，苔黄，再结合发病过程属肝胆实火上炎。

病位：《灵枢·经脉》载足厥阴肝经"连目系，上出额，与督脉会于巅"，足少阳胆经"起于目锐眦，上抵头角，下耳后"，"其支者，从耳后入耳中，出走耳前，至目锐眦后"。肝胆之火循经上炎则头晕头痛，耳鸣耳痛，目赤痛，故本病病位在肝胆。

辨证属肝胆火盛，上扰清窍，治宜清肝泻火，予龙胆泻肝汤加减。

处方：龙胆草 10g　　黄芩 15g　　焦山栀 10g　　木通 10g

车前子 20g（包煎）　柴胡 15g　生地 15g　当归 10g　怀牛膝 20g　路路通 20g　石菖蒲 10g　磁石 30g（先煎）　石决明 20g（先煎）　甘草 10g

嘱服 3 剂，每日 1 剂，忌辛辣、饮酒及肥甘厚味之品。

二诊：诉服药后头晕加重，难以行走，双目胀痛、耳鸣等症均未好转，情绪较前焦躁，脉细弱，苔薄黄，测血压较前无明显变化。冯师觉施治有误，详询病情，患者诉近几年易劳累，腰部两侧常常酸软不适，双目干涩，视近物模糊，故病性为本虚标实。"腰为肾之府"，"肝开窍于目"，患者腰时酸软，目常干涩，属肝肾阴虚；"邪之所凑，其气必虚"，饮酒及劳累后耗伤正气，阴虚更甚，终致阴无力制阳，肝阳上扰，生风化热。故辨证属肝肾阴虚，肝阳上亢，治以平肝潜阳，滋养肝肾，予天麻钩藤饮加减。

处方：天麻 20g　钩藤 15g　石决明 30g　黄芩 15g　黄连 10g　怀牛膝 20g　杜仲 20g　丹参 30g　降香 15g　川芎 15g　地龙 15g　珍珠母 20g　磁石（先煎）20g　夏枯草 15g　决明子 20g　白芍 30g　甘草 10g

嘱服 3 剂，日 1 剂，分两次温服，忌辛辣、饮酒及肥甘厚味之品。

三诊：患者服上方 3 剂后心情愉悦，头晕大减，可独立行走，耳鸣消失，双目稍胀，舌脉与二诊一致。血压降至 150/105mmHg，可见辨证施治无误，故继续予上方 5 剂巩固疗效，同时配杞菊地黄丸滋补肝肾。其后随访，患者眩晕时有发作，常以情绪激动、劳累、饮酒等为诱因，血压亦相应地波动于（180～140）／（110～100）mmHg 之间，每以上方加减调治，均能获效。

【本案提示】

病机	肝肾阴虚，肝阳上亢
病症	头晕、耳鸣、目胀等
方证	天麻钩藤饮加减、杞菊地黄丸
经验用药	珍珠母、磁石、白芍

眩晕之辨证当分清虚实，实者风、火、痰、瘀作祟，虚者肝肾阴虚、气血不足为本。实证常表现为头晕伴呕恶、面赤、头目胀痛，虚证常常表现为头晕伴腰膝酸软、体倦、耳鸣如蝉。从病程上来看一般新病多实，久病多虚，治疗大法是补虚泻实，调整阴阳。然患者由于病痛缠身，异常苦恼、急躁，往往会先描述当前不适的症状，而医者也常常由于患者较多，时间紧迫，可能会遗漏掉较重要的信息，常常误导辨证用药。

本例辨证属肝肾阴虚，肝阳上亢，故选用天麻钩藤饮，该方能平肝息风、清热活血、补益肝肾，临床多用于头痛、头晕、失眠多梦等肝阳偏亢、肝风上扰证。重用白芍乃取其柔肝滋阴之功，且合甘草为芍药甘草汤，不仅能止腹痛，亦能止头痛。冯师常加珍珠母与磁石，因《本事方释义》载珍珠母"气味咸寒，入足厥阴"，《饮片新参》又载能"平肝潜阳"，《中国医学大辞典》言珍珠母"滋肝阴，清肝火，治癫狂惊痫，头眩，耳鸣，心跳"；《本草汇言》论磁石"肾为水脏，磁石色黑而法水，故能养肾而强骨益髓，镇重以象金，故能平肝而主风湿痛痹，善通肢节者也，如古方之治耳聋，明目昏，安惊痫，消鼠瘘痈肿，亦莫非肝肾虚火之为胜耳，此药色黑味咸，体重而降，有润下以制阳光之意。"冯师在此取二者合用有重镇安神、清肝平肝之功效，一方面合天麻钩藤饮治疗肝阳上亢诸证，另一方面也可预防肝阳化风、气血逆乱而引起的中风。

推之方药，亦可选用《医学衷中参西录》之镇肝熄风汤或建瓴汤（怀山药、怀牛膝、生赭石、生龙骨、生牡蛎、生地黄、白芍、柏子仁）或《太平圣惠方》之羚羊角散（羚羊角、犀角、旋覆花、赤芍、当归、黄芩、菊花、甘草）等加减，其原则不离平肝潜阳，兼顾补益肝肾。

此例患者若不仔细询问情况极易误诊为肝胆实火上炎之眩晕。眩晕之证与肝关系密切，正所谓"诸风掉眩，皆属于肝"，肝经实火上炎者，见眩晕伴目赤、目胀痛，耳鸣、耳聋，舌红，苔黄，脉弦数有力，治之以龙胆泻肝汤等清泻肝胆实火。肝肾阴虚、肝阳上亢者，基于"肝肾同源"，由于"水亏不能涵木"则"厥阳化风鼓动，烦恼阳升，病斯发矣"，多见于现代医学的高血压、筋骨衰弱或年老体弱者，常常伴有腰膝酸软、心悸、失眠、耳鸣耳聋、面红目赤，脉细数等肝肾阴虚之象。治以天麻钩藤饮、杞菊地黄丸等滋养肝肾、平肝潜阳。

冯师初诊时未详细了解病情便匆匆处方施药，万幸的是未酿成惨剧，据此常常教诲吾等后辈，"人命至重，贵于千金"，临证之时切记不要心情焦躁，亦不可敷衍了事，必须"安神定志，无欲无求"，详细诊查，望闻问切不可缺一，诚如孙思邈说："省病诊疾，至意深心；详察形候，纤毫勿失；处判针药，无得参差。虽曰病宜速救，要须临事不惑，唯当审谛覃思，不得于性命之上，率尔自逞后快。"否则便是"含灵巨贼"。

肝经郁滞生乳癖，但从肝治癖自消

——乳癖（肝郁气滞血瘀）

> 周某，女性，31 岁，2010 年 5 月 17 日初诊。双侧乳房胀痛 2
> 年余，洗澡时自己能摸及肿块，压之疼痛，患者以为是乳腺癌，在
> 西医院做红外线、钼钯检查示双侧乳腺增生，服用中成药后胀痛减
> 轻。近 3 月来工作压力大，加上夫妻关系不和，双侧乳房疼痛反复
> 发作，月经前期尤甚，且经量少、色暗有瘀块，经后减轻。伴易
> 怒，纳眠尚可。舌暗，苔薄白，脉弦细。

【辨证论治】

病性：患者由于情志不遂，受到精神刺激，导致肝气郁
结，气机阻滞，蕴结于乳房，则乳络经脉阻塞不通，不通则痛
而引起乳房疼痛；经水色暗有瘀块，经后减轻为有"瘀"的
表现。综合舌脉，定其病性为肝郁气滞血瘀。

病位：肝经经络布于胸胁，循行于乳，若肝郁气滞血瘀，
乳络受阻，瘀久成癖，故乳房胀痛；肝为将军之官，体阴而用
阳，肝经受邪，肝气横逆，所以心烦易怒；情志刺激怒动肝
火，肝气横逆，疏泄失职，气机升降失调，气行则血行，气滞
则血滞，故病情加重；月经将近，血下行聚血海，则经络空
虚，筋脉失养，故病邪加剧；气滞则血瘀，经水中之瘀血排
除，故经后疼痛有所缓解。综合分析其病位在肝。

辨证属肝经气滞，兼有血瘀。治疏肝解郁，活血行气，仿

四逆散合消瘤丸之意。

处方：柴胡 15g　白芍 20g　当归 15g　郁金 15g　青皮 15g　三棱 10g　莪术 10g　木通 5g　山甲珠 5g　夏枯草 15g　牡蛎 15g（先煎）　浙贝母 15g　丹参 30g　川芎 15g　降香 15g　甘草 10g

嘱服 5 剂，每日 1 剂，忌辛辣、发物。并嘱患者注意保持心情愉快。

二诊：乳房疼痛明显减轻，肿块变软，舌质偏红，苔薄白，脉弦细。上方初见成效，治守原法。服药 2 个月，经前乳房胀痛消失，两乳肿块大多消失，月经正常。

【本案提示】

病机	肝郁气滞血瘀
病症	双侧乳房胀痛，经前尤甚，情绪变化时明显，月经色暗有瘀块，经后减轻，伴易怒等
方证	四逆散合消瘤丸加减
经验用药	三棱、莪术、甲珠

乳腺增生病归属于中医"乳癖"的范畴。早在《内经》中就指出了乳房的经络归属，如"男子乳头属肝，乳房属肾。女子乳头属肝，乳房属胃。"乳房的解剖结构，如"妇人乳有十二。"指出发病机理，如"妇人以冲任为本，若失于调理，冲任不和，或风邪所袭，则气壅不散，结聚乳间，或硬或肿，疼痛有核。"这些论述，奠定了现代中医学对乳房疾病研究的理论基础和学术渊源。

古代医家对乳癖形成较为系统和明确的认识是从明代开始的，明·娄居中在《外科活人定本》中首次提出："乳癖生于正乳之上，乃厥阴、阳明经之所属……何谓之癖，硬而不痛，如顽核之类，过久则成毒。"清代医家高锦庭《疡科心得集》对其症状、病机描述较为详尽，指出："乳癖乃乳中结核，形如丸卵，或垂作痛，或不痛，皮色不变，其核随喜怒而消长。多由思虑伤脾，恼怒伤肝，郁结而成。"

从历代医家的论述得知，其病因病机主要则之于肝郁气滞，或兼有瘀，或兼有痰，其治疗亦以治肝为主。《疡科心得集》中说："乳中结核，何不责阳明而责肝，以阳明胃土，最畏肝木，肝气有所不舒，胃见木之郁，惟恐来克，伏而不扬，肝气不舒，而肿硬之形成。"又云："乳属阳明，乳中结核……不必治胃，但治肝而自消。"《外科正宗》有云："乳癖乃乳中结核，形如丸卵，或坠重作痛，或不痛，皮色不变，其核随喜怒消长，多由思虑伤脾，恼怒伤肝，郁结而成。"

本患者辨证属于肝郁气滞为主，兼有血瘀的表现，故治疗以疏肝行气解郁的四逆散加减为主，同时合消瘤散结名方消瘤丸（夏枯草、牡蛎、大贝）治疗，并加以丹参、降香、川芎等活血化瘀之品。其经验用药上常常加用破血行气散结的药对三棱、莪术，既能活血化瘀、行气止痛，又能软坚散结，现代研究证明有很好的抗肿瘤作用。同时加用血肉有情之品山甲珠（炮制后的穿山甲），其走串之力最强，《医林纂要》谓其："杀虫，行血，攻坚散瘀"，有很好的消肿散结功效。诸药合用，使肝气疏、乳络通、痰瘀散，用之于临床，效果显著。

推之方药，疏肝解郁亦可选用逍遥散、柴胡疏肝散之类；软坚散结药物亦可选用山慈菇、急性子、皂角刺、海藻、黄药子或陶兆敏桂枝茯苓加味汤（桂枝、茯苓、丹皮、桃仁、赤芍、穿山甲、大贝、三棱、莪术、夏枯草、柴胡、香附、丹参）等，其法则不离疏肝解郁、行气活血散结。

现代女性，同时承受工作、家庭双重压力，情绪波动剧烈，烦劳过度，朝夕积累，体内脏腑经络功能失常，影响到乳房而发病，追根到底属于情志致病。其治疗除中药内服外，需要同时配合情志疗法才能达到中医所谓之"治病求本"的目的，故常告知这类患者保持压力舒畅，对患者进行心理疏导，例如可以鼓励患者通过深呼吸、微笑、运动等方式，调节情绪，释放压力，劝导其保持乐观的生活态度，不但有助于乳癖的康复，对月经的调节亦大有裨益。

此外，曾遇见他处来诊患者，诉服用中药后饮食大减，神疲乏力，有些甚至出现肝功能损伤。观其方药，大队破血散结之品，此类药徒伤脾胃正气，长久用之，必至胃气败坏。特别是使用黄药子，此药有一定的肝毒性，不可大剂量长久服用。"肝体阴而用阳"，用过多破血之品，易导致阴血不足，会加重肝气横逆。故治肝时应重视滋养肝血，加白芍药、当归养血柔肝，使肝体得养，肝用得条，则肝气自然畅通。古人云："皮之不存，毛将焉附"，若机体正气亏耗，其软坚散结亦只是徒劳矣！

第二节　因果关系

朱砂安神效不显，详辨方知腑不通

——不寐（胃肠积热伤阴）

　　唐某，女，51 岁。于 2009 年 9 月 22 日初诊。失眠 1 年，每夜仅能入睡 2~3 小时，在某医院诊断为更年期综合征，未给特殊治疗。患者每夜入睡前要服用安眠药方能入睡，日久对睡眠产生了恐惧感。诊见：心烦易怒，小便色黄，舌红，苔薄黄干，脉沉微数。

【辨证论治】

　　病性：患者失眠、心烦易怒、小便黄、舌红、苔黄为实热证表现。

　　病位：本例除失眠外，尚有心烦易怒的表现，为火热亢盛，上扰神明。加之火热灼伤阴血，心失所养，故见失眠。故综合分析其病位在心。

　　辨证属心火亢盛，上扰神明；治宜清心泻火，重镇安神，兼以滋阴养血。方用朱砂安神丸加减。

　　处方：生地 20g　当归 15g　黄连 10g　朱砂 3g（吞服）
莲心 10g　竹叶 10g　茯神 20g　夜交藤 30g　合欢皮 20g
龙齿 15g　珍珠母 20g　百合 20g　酸枣仁 20g　丹参 30g
甘草 10g

　　嘱服 5 剂，每日 1 剂，忌辛辣、肥甘厚味之品。同时注意调畅情绪。

　　二诊：上方 5 剂后，失眠稍有改善，但效果不明显，每夜仍需服用安眠药，心烦易怒减轻。仔细分析，辨证为火过旺引起的失眠，而朱砂安神丸亦为对证之方，为何效果不显？详细询问服药情况及有无忌口，也无不对之处。问其患者除上述症状之外尚有何不适，答曰未有其他明显不适，只是大便素来不好，进一步询问才知晓患者有便秘史 4 年，4~5 日一行，曾服药未见效，故习以为常而初诊时未言。顿时茅塞顿开，此乃胃肠积热，腑气不通，上扰神明之故也，改用增液汤合小承气汤加味。

　　处方：生地 30g　玄参 30g　麦冬 15g　厚朴 15g　枳实 10g　生大黄 10g（后下）　火麻仁 20g　黑芝麻 30g　当归身 15g　生首乌 30g　郁李仁 20g　莲心 10g　夜交藤 30g　甘草 10g

　　嘱服 3 剂，每日 1 剂，忌辛辣、干燥及不易消化之品。多食水果、蔬菜。

　　三诊：药后大便得通，全身自觉轻松，昨夜一睡 12 小时未醒，心烦易怒消失，心情舒畅。此乃腑气得通，邪热得泄，故诸症方除。大便得通，但阴液未复，继以前方去大黄调理巩固。

【本案提示】

病机	胃肠积热伤阴
病症	失眠、大便干结、心烦易怒、小便黄、脉沉微数等
方证	增液汤合小承气汤加味
经验用药	火麻仁、黑芝麻、当归身、生首乌、莲心、夜交藤

　　历代医家治疗不寐鲜有从阳明腑实论治，尽管《素问·逆调论》记载有："胃不和则卧不安。"但后世医家多从消食化积治之。冯师认为，中医讲究辨证论治，其病因病机、治法方药不可局限在西医的病名及教科书的几个证型，应遵张仲景在《伤寒论》中提出的："观其脉证，知犯何逆，随证治之。"有是证，则用其方，方能取得较好的临床疗效。

　　本例开始根据主诉一派的热像，故从心火论治，若果真病机未错，则朱砂安神丸加减应该有效。而5剂后并未有明显改善。细问方知有便秘史4年，此乃腑气不通，一来秽浊之气上扰神明，二则日久津液亏虚，心阴不足，不能润养于心。故转用增液汤合小承气汤润肠通便，3剂而大有转机，亦印证中医辨证论治之重要性。

　　冯师治疗便秘常加火麻仁、黑芝麻、当归身、生首乌加强润肠通便功效。此外，加用莲心清心安神，夜交藤宁心安神，《本草正义》："治夜少安寐"。方药配伍，共凑滋阴、泄热、通便、安神之效。

　　推之方药，亦可选用《温病条辨》新加黄龙汤（生地、当归、麦冬、玄参、芒硝、生大黄、人参、海参、甘草）或《伤寒论》麻仁丸等加减；药物上通便还可选用草决明、白芍等药，安神可选酸枣仁、柏子仁等。其总原则不离清热、润肠、通便、安神。

津亏口干热作怪，清热养阴治在胃

——口干（胃热津伤）

> 邓某，男，70岁。于2010年8月23日初诊。口干两年余，夜间口干甚（下半夜明显），口渴喜饮，饮而不解渴，近两月来，舌烧灼感、疼痛，食刺激性食物加重，影响进食，曾辗转于各大医院，查血糖等各种检查均未见异常，服用各种中西药不见缓解，痛苦异常。现烦躁易怒，失眠多梦，舌尖红，苔薄干燥，中间有裂纹，脉细数。

【辨证论治】

病性：以口干为主症，中医多责之于阴虚火旺，但观此患者口渴喜饮、舌烧灼感、食刺激性食物加重、烦躁易怒等为一派实热证表现。病已延期两年，火热日久则伤及阴津，夜属阴，故口干以夜间明显，苔干燥亦为阴津亏虚表现。故其病性为实热之邪伤及津液。

病位：引起口干的病因甚多，涉及心、肝、脾、肺、肾、胃等脏腑，冯师对口干、口臭及口疮的治疗，多从胃热论治，认为足阳明胃经入口中，其胃热上炎或伤津则可出现上述症状，本例中舌烧灼感、疼痛、食刺激性食物加重等为胃热的表现，因此其病位在胃腑。

辨证属胃火炽盛，烧灼阴津，治宜清胃泻火，养阴生津，拟玉女煎合益胃汤加味。

处方：熟地 30g　玄参 20g　麦冬 15g　生石膏 50g（先煎）　知母 15g　怀牛膝 15g　天花粉 15g　石斛 20g　玉竹 15g　葛根 20g　黄连 10g　焦栀子 10g　芦根 30g　北沙参 30g　乌梅 10g　竹茹 10g　甘草 10g

嘱服 3 剂，每日 1 剂，忌辛辣、饮酒及肥甘厚味等上火之品。

二诊：诉口干、舌灼热疼痛明显减轻，饮水次数减少，睡眠正常，舌苔较前滋润，效不更方，仍守前方加减调理 3 剂。

三诊：舌灼热痛痊愈，饮水次数已近正常，唯夜间偶觉口干，此属胃热得清，阴津未复，上方去石膏、黄连、焦栀子，继服 3 剂以养阴生津为主调后。

【本案提示】

病机	胃热津伤
病症	口干、夜间为甚、口渴喜饮、舌红苔干燥等
方证	玉女煎合益胃汤加味
经验用药	天花粉、石斛、芦根、乌梅

年老之人，阴气自半，脏腑功能衰退。《素问·上古天真论》："女子……七七，任脉虚，太冲脉衰少，天癸竭，地道不通。男子……七八，肝气衰，筋不能动，八八，天癸竭，精少，肾脏衰。"故老年之口干多从阴虚火旺论治，肾阴亏虚，虚火上炎，灼伤津液，津少液涸，不能滋养四肢百骸、经络九窍，故而口干舌燥。治疗以滋阴为主，而辅以清热。然临床由实热灼伤致使阴液亏损而引起口干者亦常有之，其治疗当以清热为主，而辅以滋阴生津，或二者并重。

本例患者属胃热炽盛，伤及阴津，故治疗既要清泄胃热，又要养阴生津。方选玉女煎，既清胃热又能益肾阴。又胃为阳土，喜润恶燥，胃火炽盛则灼伤胃阴，胃之阴津不足，不能滋润口部，则发为口干。故当甘凉生津、养阴益胃，合用益胃汤。方中地黄、麦冬甘寒养阴清热，生津润燥，为甘凉益胃之上品；配以北沙参、玉竹为臣，养阴生津，以加强君药益胃阴之功。二方合用，胃热得清，阴液得养，津液得生，口干得除。

在经验用药上，加天花粉、石斛、芦根，起清热生津止渴之效。《神农本草经》谓天花粉："主消渴，身热，烦满大热。"《神农本草经》亦谓其："凉心肺，解热渴。"石斛益胃生津、滋阴降火，《本草纲目拾遗》认为其："清胃除虚热，生津。"至于用乌梅者，不仅取乌梅本身有生津之效，古代就有"望梅止渴"的典故，更是取其与甘草合用收"酸甘化阴"之意，足见冯师用药之精细。

推之方药，亦可选用《脾胃论》清胃散（生地、当归、丹皮、黄连、升麻）泄胃热，养阴生津上亦可选用张锡纯《医学衷中参西录》玉液汤（生黄芪、生山药、知母、生鸡内金、葛根、五味子、天花粉）等加减，其总原则不离清胃泻火，养阴生津止渴。

临床上对口干的患者，往往习惯上易从"阴虚"的印象出发，给予养阴生津止渴的方药治疗。诚然，对确系阴虚证的口干患者，予此方药治疗，尚能收效。而对似象阴虚而实属阳虚火弱者，仍用此法必定效果不佳，这是前人的教训总结。因此，见口干是否需要补阴生津，必须具体分析、辨证施治。

《景岳全书·杂症谟·三消干渴》曰："阴虚之消，治宜壮水，固有言之者矣；阳虚之消，谓宜补火，则人必不信。不知釜底加薪……稿禾得雨……皆阳气之使然也，亦生杀之微权也。"因此临床上口干不一定全是阴虚津枯之故。肾阳虚寒湿在下，阴不上济，虚火上浮，亦可造成口干。肾为水火之脏，既藏真阴，又寓真阳，火不温则寒水内蕴，肾真水不能上济，反成内邪，逼肾火上炎，而口干不已。而老年人原本肾之阴阳不足，其阴伤更甚。治当温补肾阳为主，温化水湿为标。标本兼治，肾火得充，水湿内化，真阴上行，水火相济，故口干可平也。临床不可不辨也。

经水不调治带下，带下愈而经自愈

——月经不调（湿热下注）

耿某，女，26 岁，个体户，2007 年 6 月就诊。患者自诉 3 个月前开始 1 月之内经行 2 次，月经色黑，伴有血块，量或多或少，质黏腻。经行第 2 日，白带量逐渐增多，连绵不断，色黄白乏有腥臭味，小腹坠胀疼痛。曾求诊于中医未效，见其处方多为调经之胶艾四物汤、归脾汤等。在某西医院检查出宫颈炎，使用栓药 1 月，亦未见疗效，因恐药物有副作用，遂又转求中医。观患者神情憔悴，面色暗黄；询其二便，溺黄赤，大便尚可；诊其舌脉，舌质红苔黄腻，脉濡数。

【辨证论治】

以本案例与湿热带下病案相比较，湿热症状均相似，唯有月经不调与之相异。在分析病情时，当辨明病因病机和病性，否则容易误诊，错投调经之药导致误治。此系湿热下注引起的月经不调，病性与病位均与湿热带下案同，不复赘述。找出月经失调病因后，即可谴方用药。

处方：盐制黄柏 20g　苍术 15g　薏苡仁 30g　木通 10g　车前子 20g（包）　红藤 30g　猪苓 15g　黄芩 15g　泽泻 20g　怀牛膝 15g　乌贼骨 15g　草薢 30g　土茯苓 50g　乌药 15g　白花蛇舌草 30g　半枝莲 20g　厚朴 15g

嘱服 5 剂，每日 1 剂，嘱其忌食辛辣、肥甘厚腻及生冷之品。

二诊：患者自诉，带下减少，色亦清，异味减轻，腰腹痛消失。嘱其按原方再进3剂，诸症悉除。后因咳嗽就诊，提及此事，谓服药后最近3月月经均正常。

【本案提示】

病机	湿热下注
病症	月经不调、白带量多、色黄有味、脉濡细等
方证	四妙散加减
经验用药	土茯苓、乌贼骨、萆薢、红藤、白花蛇舌草、半枝莲

本病以患者脉症来看，属湿热带下初起，黄带泛有臭秽异味，小便黄赤，结合舌脉可知此乃一派下焦湿热证候。该病在诊断中除要问月经外，还要问带下是否过多，如是则可引起月经不调或其他疾病，此为诊断要点。同时还仍需问带下的颜色、多少、清浊、有无异味、阴痒等，如出现上述症状，则可诊为湿热带下引起的月经不调。是病以湿热多见，清热药以黄柏为主。王孟英说："带下虽有虚寒、虚热、实热之分，而虚寒者较少。"故叶天士治带下必以黄柏为佐，所以黄柏为带下的常用药，且尤适于黄带。故冯师对此类疾患尤喜用四妙散作为主方加减。

本方与湿热带下案处方不同之处值得一提，带下前期湿热炽盛明显的情况下，冯师喜加两味清热药：白花蛇舌草和半枝莲，以加强祛湿解毒之力，此亦为其常用药，概不复述。

推之方药，亦可选用四妙勇安汤、龙胆泻肝汤等清利下焦湿热。龙胆泻肝汤中龙胆草过于苦寒，恐患者难于下咽，且月经期间，苦寒之品太过可伤及脾胃气血，临床宜加减应用。

月经不调的治疗，古代妇科名医傅青主有丰富的经验，认为月经不调者，其先期属热，乃热邪伤络动血，鼓动血液离经故而先期，治宜清热凉血为主；其后期者属虚，乃气血不足，经水不能按期而至，治疗以补益气血为主；先后不定期者，乃属于肝郁，女子以肝为先天，其情绪变化等都可引起月经失调，此型傅氏主张以疏肝解郁为主。冯师认为，傅氏论述甚为精辟，其对临床有很大指导意义，但亦不能偏信。临床中需详细辨证论治，有些患者临床症状并不明显，仅有月经失调。对于此类，冯师常用丹栀逍遥散加减治疗，认为女子月经不调往往由于情志不调或工作、生活压力过大引起，多属于中医肝郁范畴，临证应用证实确有良效。

温阳散寒温不转，通腑泄热反回温

——肢末不温（胃肠积热伤阴）

邝某，女，36岁。于2010年9月12日初诊。诉四肢手足不温半年，近一月来由于天气转凉后，手足不温明显。曾在西医院求治，行相关检查排除雷诺现象，予维生素治疗未效。又求治于中医，先后服药百余剂，见其处方多为补中益气汤、桂附地黄汤、阳和汤、当归四逆汤、四逆散等温补、调和之方，药如附子、川乌、桂枝、羌活、干姜、荆芥、防风等散寒之品，不仅无效，反而增有口干、心烦症状，此次因听病友介绍慕名来诊。问及主要为四肢不温，扣其手确实较常人冰凉，常需用热水浸泡方能温热，过后又转凉，伴口干心烦，小便正常，但素有习惯性便秘，大便干燥如羊屎状，二三日一行，舌红苔薄黄，脉沉细。

【辨证论治】

病性： 患者以手足不温为主症，且其脉沉细，从中医当属阳虚证或实寒证，然前医用温阳散寒方药不仅无效，反增口干心烦伤阴之象；问及大便干燥如羊屎，舌红苔黄，乃为阳明腑实、津液亏虚表现。暂定其病性为阳明胃肠积热、阴津亏虚。

病位： 本例肢末不温，无恶寒、发热等表证表现，又无腰酸、阳痿等肾阳虚表现，亦无纳差、喜温饮食等脾阳虚表现；从大便不通、口干、心烦及舌象分析为胃肠积热，阴津亏虚，故定其病位在阳明胃肠。

辨证属阳明胃肠积热，阴津亏虚；治宜增液滋阴、泄热通便。方用增液汤合小承气汤加味。

处方：生地20g　玄参20g　麦冬15g　厚朴15g　枳实10g　生大黄10g（后下）　火麻仁20g　黑芝麻20g　当归身15g　生首乌30g　肉苁蓉15g　望江南20g　甘草10g

每日1剂，嘱服3剂，以观病情变化。忌辛辣、肥甘厚味之品。多食水果、蔬菜。

二诊：上方3剂后，大便两次，泻下干臭大便甚多，顿觉一身舒畅，手足较前似乎有所转温，但较常人仍然冰凉，舌脉同前。虽手足不温症状改善不明显，但患者大便得通，全身舒畅，暂予前方减生大黄为5g，继进3剂。

三诊：大便每日一行，口干心烦消失。手足明显转温，此乃腑气得通，邪热得泻，故诸症方除，继以前方去大黄调理巩固。

【本案提示】

病机	阳明胃肠积热伤阴
病症	肢末不温、大便干结、口干心烦、舌红苔薄黄等
方证	增液汤合小承气汤加味
经验用药	火麻仁、黑芝麻、当归身、生首乌、肉苁蓉、望江南

对于肢末不温的治疗，历代医家有较多记载，张仲景《伤寒论》中载有四逆散治疗阳郁厥逆证，实则手足不温也。其证缘于外邪传经入里，气机为之郁遏，不得疏泄，导致阳气内郁，不能达于四肢，而见手足不温。李中梓谓此种厥逆："虽云四逆，必不甚冷，或指头微温，或脉不沉微，乃阴中涵阳之证，惟气不宣通，是为逆冷。"故治疗以透邪解郁、调畅

气机为主。

又如仲景当归四逆汤，治疗血虚寒厥证，其表现为手足不温，口不渴，脉微欲绝等，类似现代的雷诺现象或雷诺氏病、脉管炎等，其治疗以温经散寒、养血通脉为主。

本例患者前医已有应用上方治疗，不但无效，反因温热太过而上及阴液，乃病因病机不相符合。细查大便干结，舌红苔黄，乃为阳明腑实热盛，伤及津液，而阳明经为多气多血之经脉，阳明腑实不通，则气血循环流注受阻，故气血不能运达四肢之末，而发生不温。治当以泄热通便为先，腑气通畅则经脉气血流畅，才能发挥温煦四肢的功能。

在选方用药上，开始并无十足把握，但患者大便干结为事实，既然前医治疗肢末不温无效，何不换种思维方法去论治，以通便为先。故治疗选用增液汤合小承气汤，滋阴增液、泄热通便，作诊断性的治疗。3剂后，虽肢末不温症状无明显改善，但大便得通，全身觉舒畅，乃阳明经脉疏通，气血还未流畅，故二诊继用前法。虽未用温阳散寒之药，却达到了改善患者症状的目的，乃切中病机故也。

冯师治疗便秘常加火麻仁、黑芝麻、当归身、生首乌、肉苁蓉加强润肠通便功效。此外，加用望江南肃肺、通便。本品自身既有通便功效，用于慢性便秘的治疗；又有肃肺作用，而肺与大肠相表里，肺主肃降，有利于大肠传导糟粕。方药配伍，共凑滋阴泄热通便之功。

推之方药，亦可选用《温病条辨》新加黄龙汤（生地、当归、麦冬、玄参、芒硝、生大黄、人参、海参、甘草）或《伤寒论》麻仁丸等加减；药物上通便还可选用草决明、白芍等药。其总原则不离滋阴、润肠、通便。

气血亏虚虚为本，因虚致瘀瘀阻络

——中风先兆（气虚瘀阻）

> 徐某，女，54 岁，2011 年 6 月 10 日就诊。素有高血压病 7 年，冠心病心绞痛 3 年，服药控制良好，昨晚因与家人闹别扭而未服药物。今晨起后，觉右手指头麻木，遂来医院就诊。患者自诉曾有手足麻木感，持续 10 余分钟后消失。测血压：180/110mmHg。在医院查头颅 CT，示：右侧基底节区腔隙性脑梗塞？刻下：左侧手足麻木，言语謇涩，轻微头晕，面色晦滞，胸闷，平素大小便正常。舌暗淡，苔薄黄，舌下静脉粗紫，脉弦有力。

【辨证论治】

病者以左侧手足麻木、语言謇涩为主症，此时初步推断为中风类疾病。再细问其病史，患者素有眩晕、胸痹病史（高血压病、冠心病心绞痛史），且昨晚有情志刺激病史，据此似可诊断为中风。然细审之，病者并无猝然昏仆、不省人事的中脏腑症状，也无半身不遂、口眼㖞斜的中经络症状。此为何故？《素问病机气宜保命集·卷中·中风论第十》："中风者，俱有先兆之证。"此为中风先兆？元·罗天益《卫生宝鉴·中风门》指出："凡人初觉大指次指麻木不仁或不用者，三年内有中风之疾也。"清·沈金鳌《杂病源流犀烛·中风篇》中对中风先兆的病机论述："其风之中人，不至如脏腑、血脉之甚，止及手足者是也。"由此可诊为中风先兆。

病名虽定，然其寒热虚实仍未明。再详问伴随症状，病者无目内干涩、耳鸣等肾阴虚症，无体胖身倦、面色苍白、苔腻等气虚痰阻表现，亦无烦躁、腹胀满、便秘等郁热腑实之症。综合患者面色晦滞，胸闷，舌暗淡，苔薄黄，舌下静脉粗紫，脉弦有力，可定为瘀血阻络之实证。

因此病者为情志不遂致使肝风内动，内风触动血脉中素有瘀血，气血逆乱，瘀血阻滞，血脉不畅，经络不通。治宜活血化瘀，通络，佐以平肝潜阳。拟冠心二号合天麻钩藤饮之意。

处方：丹参30g　降香15g　川芎10g　红花10g　赤芍15g　川牛膝15g　水蛭5g　土鳖虫10g　天麻20g　钩藤15g　石决明20g　路路通20g　丝瓜络10g　石菖蒲15g　三七5g（另包吞服）

嘱服5剂，每日1剂，并保持心情愉悦，加强肢体锻炼。

二诊：诉服药后肢体麻木感稍轻，语言流利，无胸闷感，然时感乏力，尤以锻炼后为甚，视其舌如前，脉涩。此为用药后患者上亢之肝风得息；考虑中风先兆多发于气血亏少之老年人，且活血化瘀药有耗伤气血之弊，故有乏力之感，证属气虚络瘀为主。仿《医林改错》补阳还五汤之意，再拟6剂。

处方：黄芪50g　丹参30g　降香15g　川芎10g　红花10g　赤芍15g　全当归10g　川牛膝15g　水蛭5g　土鳖虫10g　路路通20g　丝瓜络10g　地龙15g　石菖蒲15g　三七5g（另包吞服）

【本案提示】

病机	瘀血阻滞脑络
病症	手足麻木、面色晦滞、胸闷等
方证	冠心二号合天麻钩藤饮加减，补阳还五汤合冠心二号
病症	水蛭、路路通、川牛膝、天麻、钩藤、石菖蒲、地龙

中风先兆为本虚标实之证，多见于年老之人。《内经·上古天真论》曰："女子……七七，任脉虚，太冲脉衰少，天癸竭……男子……七八，肝气衰，筋不能动。八八，天癸竭，精少，肾脏衰，形体皆极。"因此人到老年各脏腑经络功能皆衰弱，而见肝肾阴虚，气血津液衰少之象。气是推动和调控血液运行的动力，气虚则运血无力，阴虚则脉道失于柔润而僵化，津血同源互化，津液亏虚，无以充血则血脉不利，而致瘀血停滞。此为"因虚致瘀"之机。故中风先兆多以气血阴阳亏虚为本，瘀血阻络为标。

冯师认为中风先兆多因情志不遂而发，进而气血逆乱，瘀阻脑络，故恒以冠心二号加味治疗。冠心二号具有较强的行气活血、祛瘀通络之功。现代药理研究证实其具有抑制血小板聚集、扩张血管的作用。合用天麻钩藤饮者，乃平息逆乱之气血。冯师临证常加路路通、石菖蒲以通经络，清诸窍。路路通，苦平，能祛风活络、利水、通经，《本草纲目拾遗》："舒筋络拘挛，周身痹痛，手脚及腰痛……其性大能通十二经穴，能搜逐伏水也。"合川牛膝既能活血以通络，又能利水以平肝阳。石菖蒲辛温芳香，《神农本草经》谓其："通九窍，明耳目，出音声"，是针对言语謇涩而设。

冯师亦指出，在临床中中风先兆非独表现为瘀血阻络。清·叶天士云："内风，乃身中阳气之变动。"素体"精血耗衰，水不涵木，木少滋荣，故肝阳偏亢，内风时起。""木火体质，复加郁勃，肝阳愈耗，厥阳升腾。""高年水亏，肝阳升逆无制。""操持经营，神耗精损，遂令阳不上朝，内风动跃。"叶天士在此指出，由于体质因素的影响，除瘀血内阻表现外，还会夹杂阴虚、气虚、血虚、肝阳上亢等表现。

推之方药，亦可选桃红四物汤、血府逐瘀汤之类。其总原则不离活血化瘀。

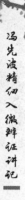

第三节 主次关系

但询常法效不佳，却从新法取佳效

——缠腰火丹（心肝火旺，兼有湿热）

患者，男，58岁。左肋部疼痛1周，出现红斑水疱5天，于2010年8月13日就诊。1周前患者自觉左肋部灼热刺痛，放射至背部，自服止痛片未能控制疼痛。5天前起红斑、水疱，集簇成群，呈带状分布，灼痛加剧。曾在某医院诊断为带状疱疹，静点阿昔洛韦，肌注维生素 B_1、维生素 B_{12} 等药物4天，病情未明显控制，疼痛难忍，来寻求中医治疗。症见左肋部集簇豌豆大小水疱，基底皮肤煅红，伴心烦易怒，口苦，思冷饮，小便短黄，大便稍干，舌质红，苔黄厚腻，脉弦滑数有力。

【辨证论治】

病性： 左肋部灼热刺痛，兼有红斑、心烦易怒、口苦、思冷饮、小便短黄、舌质红均为一派火热表现；水疱、苔黄厚腻为湿邪表现，脉为实证脉象。定其病性为火热之邪夹有湿邪为患。

病位： 病变部位在左肋部，为足厥阴肝经所过之处，肝经火旺，则所过之处发为火丹；又《内经》云："诸痛痒疮，皆属于心"，心主火，主热，火盛则疮痛。故病位定为心、肝二脏腑。

辨证属心肝火旺，兼有湿热。治宜清肝凉心，解毒利湿，兼以止汗，拟龙胆泻肝汤合犀角地黄汤加减。

处方：龙胆草 10g　黄芩 15g　焦栀子 10g　木通 10g　车前子 20g（包）　柴胡 15g　生地 20g　赤芍 15g　丹皮 15g　紫草 15g　大青叶 10g　苦参 15g　白鲜皮 15g　地肤子 20g　生石膏 50g（先煎）　水牛角粉 30g（先煎）　知母 15g　甘草 10g

嘱服 5 剂，每日 1 剂，忌辛辣、饮酒及肥甘厚味之品。

二诊：上方 5 剂后，大部分水疱干枯结痂，红斑颜色退淡，灼痛减轻，呈阵发性刺痛，夜间明显，大便正常，小便淡黄，心烦易怒、口苦消失，舌淡红，苔黄腻，脉弦滑数。虽火热之邪减轻，但仍湿热未清，毒邪未尽。减其苦寒清热之品，以防过伐伤胃气。

处方：龙胆草 10g　黄芩 15g　焦栀子 10g　木通 5g　车前子 20g（包）　柴胡 15g　生地 20g　赤芍 15g　丹皮 15g　紫草 10g　大青叶 10g　苦参 10g　白鲜皮 15g　地肤子 20g　牛角粉 30g（先煎）　甘草 10g

三诊：水疱已全部结痂，红斑见消，疼痛明显减轻，基底皮损处暗红，上方有效，守方继服 5 剂。后因外感咳嗽就诊，告知 5 剂药后疼痛消失，痂皮脱落而愈。

【本案提示】

病机	心肝火旺，兼有湿热
病症	肋部灼热刺痛、心烦易怒、口苦等
方证	龙胆泻肝汤合犀角地黄汤加减
经验用药	白鲜皮、地肤子、大青叶、苦参、紫草

缠腰火丹临床多从清肝火、利湿热论治，首选龙胆泻肝汤治之。冯师经多年临床观察，但循常法，有些患者疼痛症状改善不明显，因此认为该病因肝火炽盛，上扰心血，心不主血脉，血溢脉外，阻滞经络所致疼痛。故治以泻肝火，凉心血，以犀角地黄汤加减治疗。方中水牛角粉凉心，泻肝火，清营血之热，如《本草思辨录》谓："犀角除血分之热毒，是解而散之。是热淫于实处，致用多在肌肤。"生地黄清热凉血，养血滋阴。牡丹皮、赤芍清热凉血，活血祛瘀。《顾松园医镜》谓："犀角地黄汤、失笑散，均治瘀血停留，胁肋作痛，及闪挫瘀凝胁痛，随宜采用。"加用犀角地黄汤后，疼痛确每能迅速缓解，临床疗效大大提高。

冯师临床常加白鲜皮、地肤子，加强清热解毒、止痒止痛的作用；大青叶、苦参、紫草三味既能解毒，又能凉血，现代药理研究证明其对疱疹病毒有杀灭作用，方药结合，对带状疱疹能起到标本兼治的作用。

推之方药，亦可选用清代医家余师愚所创制清瘟败毒饮（生石膏、生地、乌犀角、真川连、栀子、桔梗、黄芩、知母、赤芍、玄参、连翘、甘草、丹皮、鲜竹叶）或选用当归龙荟汤、泻青丸合叶天士之神犀丹（犀角、生地、黄芩、银花、连翘、板蓝根、石菖蒲、元参、香豉、花粉、紫草、金汁）等。

此证型临床易与肝肾阴虚型胁肋痛混淆，特别是在早期未发出水泡时，而选用一贯煎。一贯煎证的病机为肝肾阴虚，肝气郁滞，虽方中川楝子能疏肝泄热，但治方重在滋补，虽可行无形之气，但不能祛有形之邪，且药多甘腻，对湿热之邪致病者犯虚虚实实之误也。

胃火肾火皆为火，一实一虚当详辨

——面痛（胃热阴虚）

> 李某，男，51 岁，2010 年 6 月 13 日就诊。两星期前因感冒头痛，服川芎茶调散后头痛缓解。继又出现左侧下颌部疼痛及咽痛，呈发作性剧痛，痛时如火灼之感，不敢刷牙、洗脸，亦不敢进食硬物。在西医院就诊考虑三叉神经痛，服药后未见明显效果，故求治于中医。刻下：左侧下颌部发作性剧烈疼痛，尤以下颌角处为甚，口气热臭，且咽痛、咽红，大便干，舌红，苔黄而干，脉滑数有力。

【辨证论治】

病性：患者疼痛发作时有灼热之感，咽红，苔红，脉数，为一派热象；而大便干，苔干黄为阴伤的表现。因此可定为热盛阴伤证。

病位：《灵枢·经脉》云："胃，足阳明之脉，下交承浆，却循颐后下廉，出大迎，循颊车"，其络脉"合诸经之气，下络喉嗌。"下颌部为足阳明胃经循行所过部位，故定位于胃经。

辨证属胃火炽盛，循经上蒸而至下颌连咽痛，治宜清胃泻火滋阴，佐以利咽止痛。拟玉女煎加味治疗。

处方：生地 20g　玄参 15g　麦冬 15g　生石膏 50g（先煎）　知母 15g　黄芩 15g　怀牛膝 15g　桔梗 10g　山慈菇 10g　浙贝母 15g　夏枯草 15g　甘草 10g

嘱服 5 剂，忌刺激性食物。

二诊：诉服药后下颌部及咽部疼痛减轻，下颌疼发作次数有所减少，大便一日 1 次。仍宗原法再进 5 剂。1 月后随访，疼痛未再发作。

【本案提示】

病机	胃火炽盛
病症	下颌部剧烈疼痛、大便干、舌红、苔干黄等
方证	玉女煎加味

此为西医学之三叉神经痛，在中医属面痛、偏头风等范畴。《素问·五脏生成》："头痛巅疾，下虚上实，过在足少阴、巨阳，甚则入肾。"《张氏医通》："许学士治鼻额间痛，或麻木不仁，如是数年，忽一日连唇口、颊车、发际皆痛，不能开口言语，饮食皆妨，在额与颊车上觉如糊，手触之则痛，此手足阳明经始受风毒，传入经络，血凝滞而不行，故有此症。"冯师认为本病病位多在胃和肾。其病机多为火，如《证治准绳》认为"面痛皆属于火。"面痛患者多疼痛难忍，面部灼热，正合火性炎上、火为阳邪的特点，无论实火还是虚火，均可上扰清窍，阻碍头面脉络而致面痛。

本例辨证属胃火炽盛证，故选用《景岳全书》中玉女煎。冯师在此方中，易熟地为生地，诚如张秉成《成方便读》云："其中熟地一味，若胃火炽盛者，尤宜酌用之。即虚火一证，亦改用生地为是。"石膏用至 50g，因其甘寒质重，独入阳明，清胃中有余之热。黄芩苦寒善清中上焦之火。加玄参，合生地、麦冬而为增液汤，"增水以行舟"，使热从大便而去。桔梗、大贝母、山慈菇等为咽痛而设。如此配伍，清热而不伤阴，滋阴而不恋邪，尤其适合于年老之面痛病人，故用之于临床效如桴鼓。

面痛之胃火炽盛与肾虚之虚火上燔皆有痛若火灼电击、剧痛难忍、咽痛如火灼、脉洪大、舌干红、便干等症。但病在肾者，为肾阴下亏，龙雷之火上燔，其脉虽洪大，但脉大无伦，苔多为无苔，且伴有头晕脚软等症。世人见灼痛多以胃热论之，动则清胃散、玉女煎，须知属肾虚之虚火临床亦常有之，若抛离中医辨证论治，冠以胃火而论，或不分青红皂白，皆以苦寒之方治之，不但不能取效，甚至延误病情，增加患者痛苦。

冯师对于虚火之证，喜用玉女煎去石膏，少佐肉桂引火归原，亦多能应手取效。

脾虚为本湿为标，治在实脾与渗湿

——泄泻（脾虚湿盛）

杨某，男，38 岁，2009 年 10 月 20 日初诊。诉反复腹泻 4 年，4 年前因与人饮酒后又受凉而开始泄泻，每日 3~4 次，经服用氟哌酸泄泻停止。不久又因饮食不当、工作劳累泄泻又作，以清稀便为主，每天数次，无黏液脓血，伴脐周胀痛，再服抗生素无效，服参苓白术散后好转。如此反复 4 年余，每因工作劳累或进食生冷、油腻食物便更为严重。今日因受凉、食生冷、油腻之物后又开始泄泻。症见患者神疲乏力，面色萎黄，形体消瘦，谓腹胀食少，舌体胖，边有齿印，苔白微腻，脉沉细无力。

【辨证论治】

病性：患者反复腹泻，则脾胃正气日渐虚损；每因工作劳累或进食生冷、油腻食物则泄泻发病或加重，神疲乏力，面色萎黄，纳差等为脾虚失运的表现；又泄以清稀，舌体胖，边有齿印，苔白微腻为夹有湿邪特点。故定其病性为脾虚湿盛证。

病位：《素问·至真要大论》言："太阴之胜……湿化乃见，善注泄。"结合泄泻日久，神疲乏力，面色萎黄，形体消瘦，纳差等主要为脾虚失运而至。故综合分析其病位在脾。

辨证属脾虚失健，湿邪困阻；治宜益气健脾，渗湿止泻，佐以收涩。方用参苓白术散加减。

处方：党参 30g　茯苓 30g　白术 15g　扁豆 10g　陈皮

10g　怀山药 20g　莲肉 15g　砂仁 10g（后下）　薏苡仁 30g
肉豆蔻 10g　诃子 10g　厚朴 15g　广木香 10g　芡实 10g
甘草 10g

　　嘱服 5 剂，每日 1 剂，忌生冷、油腻滑肠之品。

　　二诊：服上方 5 剂后精神好转，大便次数已明显减少，每日 1~2 次，呈稠糊状，腹胀已大为减轻，食纳增加，苔腻渐化。继守上方加焦山楂 20g、神曲 10g 加强健脾和胃之效。嘱服 5 剂，服法同前。

　　三诊：服完上药后大便成形，每日一行，腹胀消失，无倦怠乏力，食欲明显改善，精神振作，苔薄白，脉沉按无力。湿邪化尽则泄泻暂止，但脾虚之根本未复，若此时终止治疗，日久劳累或饮食不慎则必将泄泻再发，故继服参苓白术散成药以图缓治，达脾胃健运，则湿邪得运化，绝泄泻之源。服药 2月，脉象沉按有力，随访 1 年未见复发。

【本案提示】

病机	脾虚湿盛
病症	腹泻，每因工作劳累或进食生冷、油腻食物即泄泻发病或加重，纳差，舌淡胖苔白腻等
方证	参苓白术散加减
经验用药	肉豆蔻、诃子、芡实、广木香

　　慢性泄泻的病因可由于急性泄泻失治或误治而迁延日久转成，也可因或长期饮食不节，饥饱失调，或劳倦内伤，或久病体虚，或素体脾胃虚弱，不能受纳水谷、运化精微，聚水成湿，积谷为滞，湿滞内生，清浊不分，混杂而下，并走大肠以致泄泻。而虚与泻互为因果，以致缠绵难愈。

故泄泻之本，无不由于脾胃，《脾胃论·脾胃胜衰论》云："形体劳役则脾病，脾病则怠惰嗜卧，四肢不收，大便泄泻。"《景岳全书·泄泻篇》亦云："泄泻之本，无不由于脾胃，若饮食失节，起居不时，以致脾胃受伤，则水反为湿，谷反为滞，精华之气不能输化，乃致合污下降而泻利作矣。"所以当今临床从脏腑论治泄泻仍然以健脾最为关键。

除脾虚这个"本"之外，还有湿盛之"标"，如《素问·六元正纪大论篇》所云："湿胜则濡泄，甚则水闭胕肿。"明李中梓《医宗必读·泄泻》提出："无湿则不泻。"其病机因素主要是湿邪，因此治疗时补正还当不忘祛湿邪。诚如元·朱丹溪《平治会萃·泄》曰："故凡泄泻之药，多用淡渗之剂利之。"明·孙一奎《赤水玄珠》说："泄泻多是湿，治湿泻之法，宜燥脾利水。"由此而引出治疗泄泻"利小便以实大便"的淡渗一法。

本例慢性泄泻，脾胃受损，导致运化失常，清浊不分，故排水样便；湿浊内困，阻滞气机，故有腹胀；脾胃虚弱，不能受纳水谷，故纳差；脾失健运，则清阳不升，气血化生不足，不能濡养机体，故可见倦怠乏力、嗜睡、形体消瘦、面色㿠白、脉沉细无力等症；舌苔白腻是脾虚湿困之征。故治疗当以健脾益气、祛湿止泻为主。方以党参、白术、茯苓益气健脾渗湿为主，配山药助党参以健脾益气兼止泻；扁豆、生薏苡仁助白术、茯苓健脾渗湿；佐以砂仁、厚朴健脾和胃，行气化滞；芡实涩肠止泻；炙甘草补中缓急且调和诸药。

此外，冯师常加用肉豆蔻、诃子、芡实、广木香，前三味涩肠止泻，尤以诃子，不但能健脾除湿，又能收敛止泻，为治疗脾虚湿泄、久泄不愈者不可多得的良药；木香者，加强行气醒脾功效；与参苓白术散合用，共奏益气健脾、渗湿止泻之功。

推之方药，其亦可选用《小儿药证直决》七味白术散（党参、茯苓、炒白术、甘草、藿香、木香、葛根）或真人养脏汤等，其原则不离健脾利湿止泻。

诸病黄家多湿热，祛湿清热勿忘脾

—— 黄疸（肝经湿热，兼及脾虚）

> 胡某，女性，56岁，2010年5月12出诊，患者自述患乙型肝炎已5年余，病情反复，迁延难愈，近1月来皮肤、巩膜逐渐出现黄染，就诊于省人民医院，查肝功能谷丙转氨酶1300U/L，医院要求住院，但患者为农村家庭，经济困难而求诊中医。诊见：面色油黄，两胁胀痛，以右胁为甚，脘腹胀满不舒，恶心呕吐，不欲饮食，厌油腻，口苦，出汗甚多，以白昼明显，大便干燥，三日一行，小便黄赤，舌苔黄厚而腻，脉数无力。

【辨证论治】

病性：历代医家将黄疸分为阴黄、阳黄，并从颜色、舌脉进行鉴别，认为阴黄以寒湿为主，阳黄以湿热为主。本例面色油黄、两胁胀痛、口苦、大便干燥、舌苔黄厚而腻等为湿热实证的表现，又有不欲饮食、汗出、脉象无力等虚证的表现。故综合分析为虚实夹杂之证，实为湿热，虚为脾气虚。

病位：两胁为肝经所过之处，且肝开窍于目，若肝经受湿热之邪熏蒸，则两胁不适，湿热上循于目则出现黄染。本病病机为肝胆感受湿热疫毒之邪，而肝横乘脾土，加上湿困脾胃，脾失健运，胃失受纳，故出现不欲饮食、汗出、脉象无力等脾气虚表现。故病位为肝，兼及脾脏。

辨证属肝经湿热，兼有脾虚；治宜清热利湿，益气健脾。

方用茵陈蒿汤加味。

处方：茵陈 20g　焦栀子 10g　生大黄 5g（后下）　田基黄 20g　鸡骨草 20g　木通 10g　车前仁 20g（包）　丹参 30g　苦参 15g　厚朴 15g　太子参 30g　黄芪 30g　白芍 20g　焦山楂 20g　蚤休 15g　泽泻 20g　蚕砂 20g（包）　甘草 10g

嘱服 5 剂，每日 1 剂，忌生冷、油腻之品。

二诊：服上方 5 剂后大便得通，黄疸减轻，胁痛明显减轻，恶心呕吐已除，自汗减少，但饮食欠佳，神疲乏力，舌脉同前。继守原方 10 剂。

三诊：服完上药后大便成形，每日一行，黄疸明显减退，胁痛消失，精神较前振作，腻苔周边已化尽，仅有中心部稍黄腻。继以清利湿热、调理脾胃之药服之，巩固疗效，嘱注意饮食及禁饮酒。并复查肝功能。但患者出于经济原因未进一步检查，后复诊数次，黄疸彻底退尽，饮食正常，想必肝功能亦趋于正常。

【本案提示】

病机	肝经湿热，兼及脾虚
病症	面色油黄、两胁胀痛、口苦、大便干燥、不欲饮食、汗出、舌苔黄厚而腻、脉象无力等
方证	茵陈蒿汤加味
经验用药	田基黄、鸡骨草、丹参、苦参

　　西医谓之慢性乙型肝炎之黄疸，中医认为病因多为正气不足，外感湿热疫毒所致，正气虚弱是发病的基础，湿热疫毒是发病的外因。本病病位在肝，涉及脾、胃多脏，病情复杂，病

势缠绵，迁延不愈。湿热疫毒侵袭是慢性乙肝的主要致病因素，肝胆、脾胃不和是脏腑病变的基础，气滞血瘀是病变发展的基本过程，气血阴阳亏损是病程迁延日久的必然结果。因此早期以湿热疫毒侵袭为主，治疗以祛邪为主；中期进入湿热疫毒和正气相持阶段，治疗以祛湿、清热、解毒为基本原则和大法，可祛邪与扶正兼施；晚期正气虚损不足，湿热疫毒之邪残存未尽，可在扶正的同时辅以祛邪。

本例患者既有湿热黄疸的表现，同时亦有脾气虚弱的表现，因此以仲景的茵陈蒿汤治疗，利湿热、退黄疸，并加用木通、车前仁、泽泻等利尿之品，亦取《金匮要略·黄疸病脉证并治》"诸病黄家，但利其小便"之意。同时佐以黄芪、太子参等益气健脾之品，针对其正虚脾弱之证。

用药经验上，常加田基黄、鸡骨草清热解毒、利湿退黄。其中鸡骨草具有清热解毒、疏肝止痛之功效，是临床常用中药，广泛用于黄疸，胁肋不舒，胃脘胀痛，急、慢性肝炎等。鸡骨草在民间的利用也很广泛，两广人常用其制作保肝药膳如鸡骨草煲生鱼汤、鸡骨草红枣汤等，用于去湿毒的保健凉茶等。药理学研究表明：鸡骨草粗皂苷对四氯化碳所致大鼠肝损伤有显著保护作用。冯师认为，在茵陈蒿汤的基础上加用以上两味，能提高利湿退黄的疗效，缩短治疗周期。

此外，还合用苦参、丹参二味。苦参味苦，性寒，有清热燥湿、杀虫利尿等作用。经基础研究证实，苦参素有改善肝细胞炎症、减少肝细胞凋亡、调节免疫、抗病毒及防治肝纤维化作用。冯师通过参阅现代的实验研究报告，再结合自己临床观察，认为苦参是一味杀灭乙肝病毒的有效药物，对于乙肝两对半转阴有一定的效果。丹参养血调肝、活血祛瘀，通过活血祛瘀，改善肝微循环和抑制肝纤维化。

推之方药，亦可选用张仲景茵陈五苓散、大黄硝石汤加减，或者甘肃中医学院名老中医周信有教授的经验方（柴胡、茵陈、板蓝根、苦参、当归、丹参、莪术、党参、白术、黄芪、女贞子、茯苓）等加减，其总原则不离清热利湿退黄原则。

临床中对于慢性乙型肝炎的补脾，并不是单纯的补脾，脾胃为后天之本，气血生化之源，《灵枢·五味》曰："水谷皆入于胃，五脏六腑皆禀气于胃。"脾胃健则正气盛，正气盛则邪毒不能害人，水湿不能为患。如果脾土虚弱，正气不足，邪毒猖獗，脾虚不能运化水湿，湿久郁而化热，湿性重着，病则难愈。且《金匮要略》有言："见肝之病，知肝传脾，当先实脾。"都体现了健脾在乙肝治疗中的重要性。同时应注重清湿热、祛邪气。南方多湿，慢性乙肝邪气性质多为湿热，故治疗上清湿热不可少，也体现了吴又可在《温疫论》中"祛邪为第一要义"的论述。但用的药物性宜平和，不可过于寒凉，以免久服败伤脾胃。

冯师除药物治疗外，在肝炎黄疸的治疗上注重综合治疗，《素问·四气调神大论》曰："春三月，此谓发陈，天地俱生，万物以荣，夜卧早起，广步于庭，披发缓行，以使志生，生而勿杀，予而勿夺，赏而勿罚，此春气之应，养生之道也，逆之则伤肝。"所以，悠闲自适，心气平和，对肝病的恢复是有利的。五志之中，怒对肝病危害最大，而忧思伤脾则肝病易于传变。所以快乐平和的情绪对肝病的治疗至关重要。饮食的调节亦十分重要，膏粱厚味、辛辣甜食易助湿生痰生热，更加伤脾困脾。从现代医学来看，这类饮食会加重已损伤肝细胞的负担，不利于肝细胞的休养与恢复。因此，乙肝患者应清淡饮食、禁酒、禁辛辣油腻。

月经全借肾水施，肾水干涸则闭经

——闭经（肾虚兼气血不足）

陈某，女，25 岁，已婚，2009 年 9 月 18 日就诊。患者 17 岁月经初潮，周期尚准，经量不多，用卫生巾半包。24 岁时结婚，因当时不想要小孩，故同房后服用紧急避孕药，先后服用 2 次，第一次尚无明显异常，自服第二次紧急避孕药后月经再未来潮至就诊时月经停闭 1 年余，期间每次须肌注黄体酮方来潮。曾就诊于各大医院以西药人工周期或中药调理疗效不佳，诉常感腰酸、心悸、耳鸣、头昏目眩、神疲乏力、小腹冰冷，饮食稍差，二便尚可，白带正常，舌淡，苔薄白，脉细弱，尺脉尤为明显。

【辨证论治】

病性：闭经有虚实之分，本例闭经因口服避孕药引起，古代中医虽无紧急避孕药记载，但可归纳为邪气损伤正气，腰酸、心悸、耳鸣、头晕目眩、神疲乏力等为气血亏虚的表现。综合舌脉定其病性为虚证。

病位：中医认为女子月经的产生，主要在于肾气-天癸-冲任-子宫的相互作用和协调，当然与心、肺、肝、脾整体的协调也有关系。结合本例腰酸、尺脉细弱明显为典型肾虚表现，肾精血不充盈，以致血海空虚，无源可下，这是虚证闭经的主要机理。故病位主要在肾。

辨证属肾虚经闭，兼有气血亏虚。治宜滋补肾中精血为主，兼以补益气血，稍佐活血化瘀之品。方用六味地黄丸合十全大补汤加减。

处方：熟地 20g　　山萸肉 20g　　怀山药 15g　　当归 15g　白芍 20g　　川芎 15g　　肉苁蓉 15g　　仙灵脾 15g　　肉桂 5g　　怀牛膝 15g　　党参 30g　　黄芪 30g　　龟板胶 10g（烊化）　　鹿角胶 10g（烊化）　　丹参 30g　　益母草 20g

嘱服 5 剂，每日 1 剂，忌生冷之品，并注意情绪调节。

二诊：谓上方 5 剂后，头晕心悸、耳鸣神疲有所好转，但月经仍未来潮，自行继续购药服 7 剂，月经来潮，但量少，仅 2 天即停。诊其舌脉较前稍有改善，继用上述中药调理，再巩固治疗 3 个月，上述症状消失。至今月经均按期来潮，1 年后正常受孕并分娩一健康女婴，后特意前来致谢。

【本案提示】

病机	肾虚兼气血不足
病症	闭经、腰酸、心悸、耳鸣、头晕目眩、神疲乏力、脉细弱等
方证	六味地黄丸合十全大补汤加减
经验用药	龟板胶、鹿角胶、丹参、益母草

闭经最早记载于《内经》，称为"女子不月"、"月事不来"。本病的病因病机较复杂，按"辨证求因"原则可分为虚实两端。虚者精血不足，血海空虚，无血可下；实者邪气阻隔，脉道不通，经血不得下行。综四诊，本例辨证属肾虚为主。

古云："经水出诸肾"，肾虚冲任不足，血海空虚，无血可下是闭经的主要病机。《素问·上古天真论》曰："女子七岁，肾气盛……二七而天癸至，任脉通，太冲脉盛，月事以时下……七七，任脉虚，太冲脉衰少，天癸竭，地道不通，故形坏而无子也。"指出月经的来与否跟肾气盛衰密切相关。肾藏精，主冲任，肾精充盛，才能"肾气足，冲任脉盛，天癸至，月事以时下"。在肾气-天癸-冲任-胞宫轴中，肾是起主导作用的。正如《医学正传·妇人科》云："月经全借肾水施化，肾水既乏，则经血日以干涸而闭也。"可见肾中精血充足是"天癸至"的先决条件。

因此治疗以补肾为要，方用六味地黄丸去"三泻"，调补肾精以培先天之根，此外，冯师补肾善于阴阳双调，取景岳"善补阳者，必于阴中求阳，则阳得阴助而生化无穷；善补阴者，必于阳中求阴，则阴得阳升而泉源不竭"之意，临床常用六味地黄丸补肾阴，加淫羊藿、肉桂等补肾阳，并用龟板胶、鹿角胶等血肉有情之品大补精血。

又女子以血为主，月经的主要成分是血，因此闭经的治疗勿忘气血的调节，虚者宜补益气血，实者宜调畅气血，本患者头晕目眩、神疲乏力谓气血亏虚表现，故冯师选用十全大补汤益气扶脾、养血调经。

此外，冯师治疗闭经之症，尽管辨证属虚证，但在处方用药时常常加用少许活血化瘀之品，如丹参、益母草、牛膝等，冯师认为无论何种病因病机引起的闭经，日久均可出现瘀滞，或因虚致瘀，或因实而瘀，但血瘀仅表现在闭经的某一阶段。因而，常在大队补益药中加用活血化瘀药，既可防滋腻太过，又能活血通经，使其补而不滞，活血而不伤正，临床应用较单用补益疗效为佳，实乃冯师多年临床经验之总结也。

推之方药，补肾亦可选用金匮肾气丸、左归丸之类，补益气血亦可选用当归补血汤、归脾汤之类。其总原则不离补肾，补益气血。但本例患者闭经乃因虚至闭，不可一见闭经即用桃红四物汤，药如三棱、莪术、水蛭等破血逐瘀之品，虽能取一时之效，但伤及正气，恐成变证。

冯师常告诫妇女，紧急避孕药为激素，不能作为常规避孕药使用，它对身体内分泌的影响甚大，应尽量避免服用。此外，治疗闭经还应重视心理疏导和饮食调节，强调张弛有度。随着社会竞争的加剧，女性因其特殊的生理结构、性格特点及社会角色等诸多因素，生存压力很大。冯师在临床每遇此类病人，常进行积极的心理疏导，劝导患者调整心态和作息时间，适度休息和参加体育活动，做到张弛有度。同时强调注意饮食调节，不可偏食、节食，因临床往往多见因节食或服用减肥药而致闭经者。

临床上可见实证闭经者，或有部分患者除闭经外并无其他明显不适症状，察其舌脉亦无明显异常，运用补益药后无疗效时，可试图从实证活血化瘀论治。